ASTRID SCHOBERT

Diabetes im Griff in 12 Wochen

Das Selbsthilfeprogramm Schritt für Schritt zum Ziel

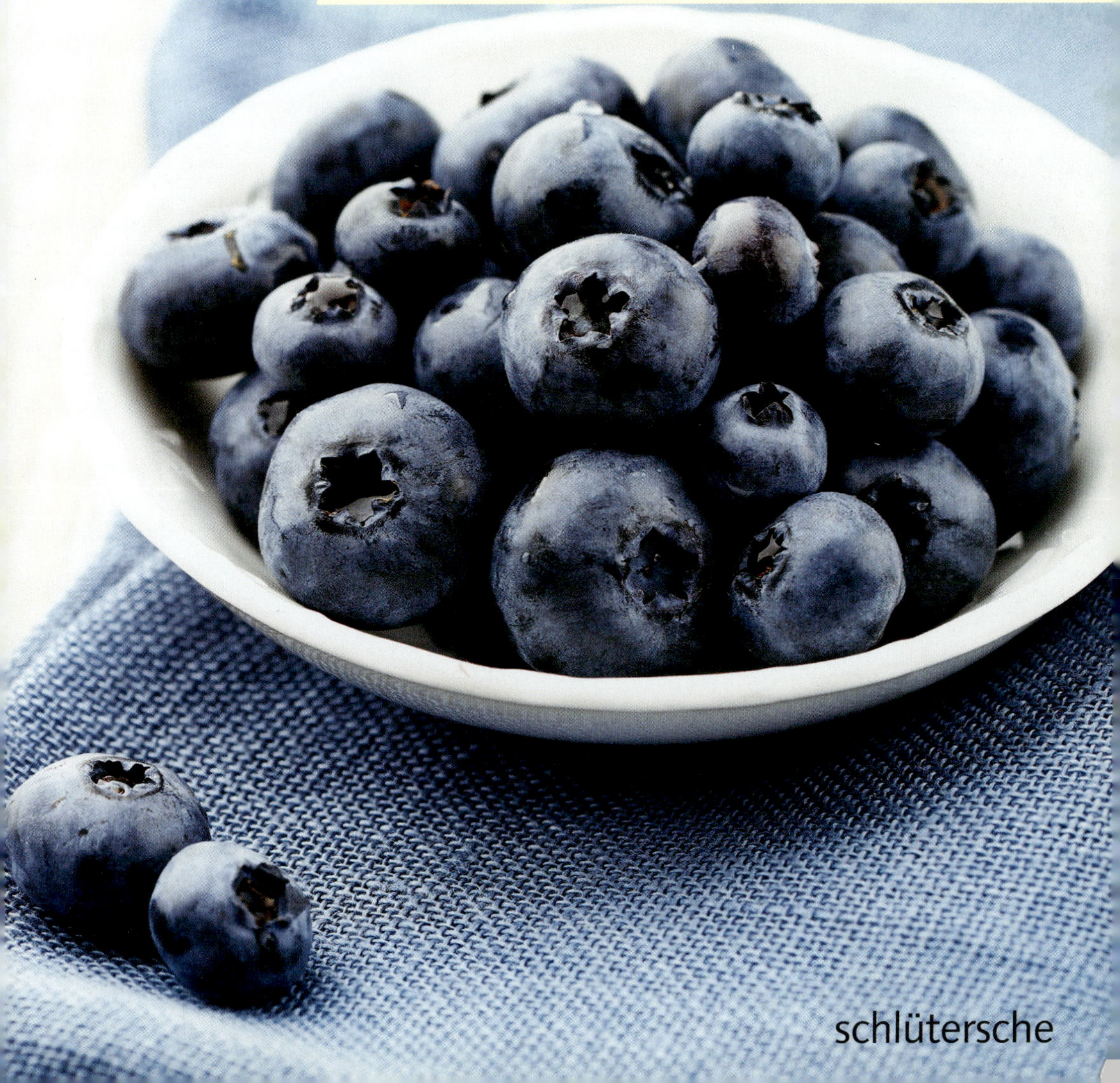

schlütersche

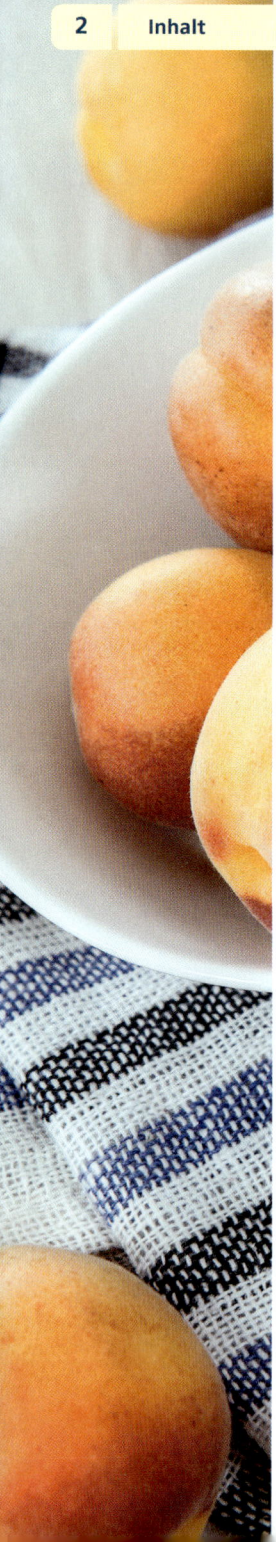

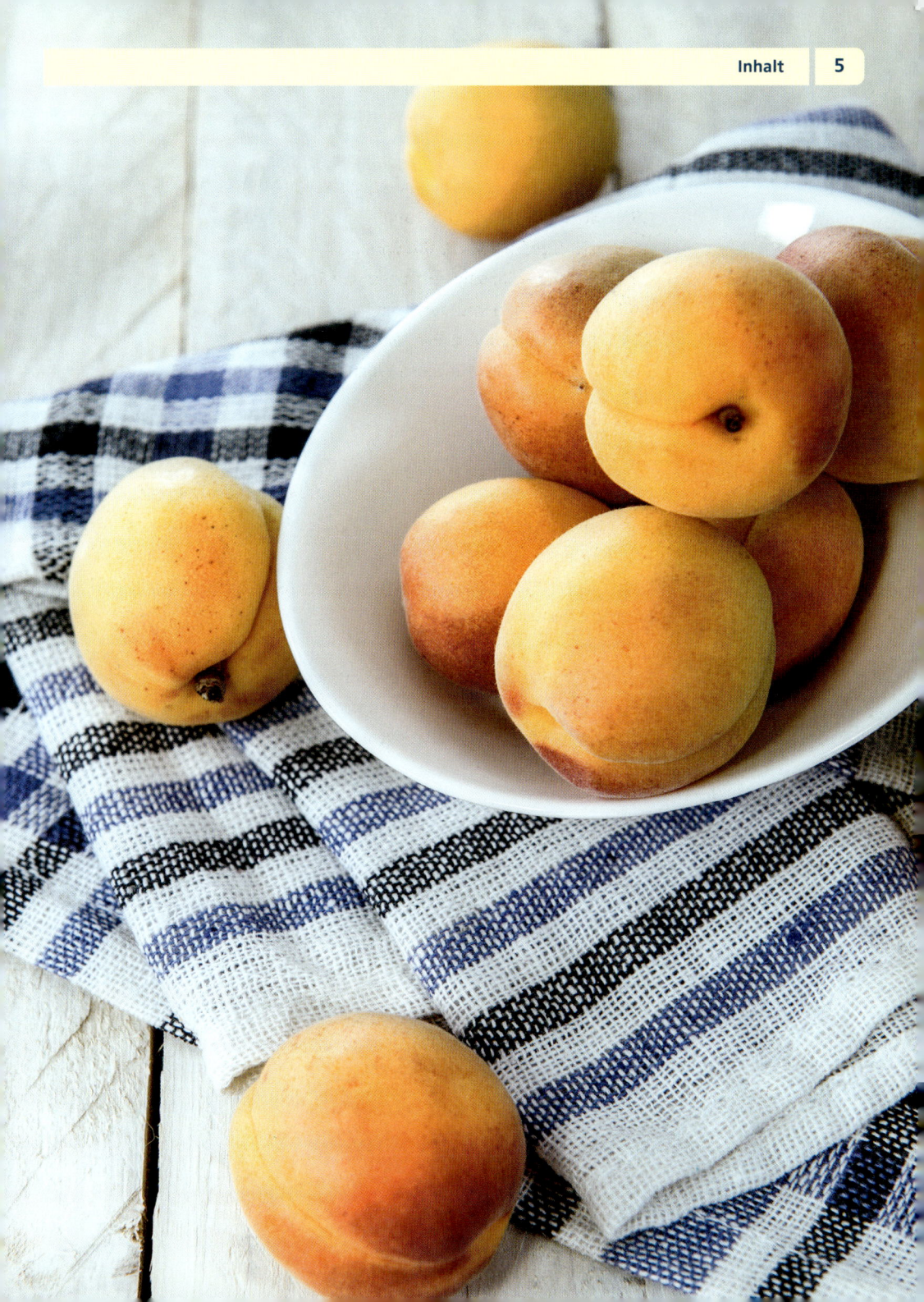

VORWORT

Liebe Leserin, lieber Leser,

Diabetes mellitus ist die häufigste chronische Erkrankung in Deutschland und greift immer mehr um sich. Die Diagnose ist für viele Betroffene zunächst ein Schock, denn ohne gute Behandlung können sich gefürchtete Folgeerkrankungen entwickeln.

Es gibt aber auch eine richtig gute Nachricht für alle Diabetiker: Diabetes ist zwar nicht heilbar, lässt sich aber sehr gut behandeln. Gehen Sie positiv mit Ihrer Erkrankung um und betrachten Sie die Diagnose als eine ganz große Chance, Ihr Leben von jetzt an etwas gesünder und bewusster zu gestalten. Denn schon mit kleinen Änderungen Ihres Lebensstils können Sie Ihre Gesundheit und Ihre Lebensenergie bis ins Alter erhalten. Natürlich wird Ihr Arzt Sie auf diesem Weg begleiten. Trotzdem ist es gerade für Sie als Diabetiker besonders wichtig, dass Sie so viel wie möglich über Ihre Erkrankung wissen. Wenn Sie sich aktiv mit Ihrem Diabetes auseinandersetzen, werden Sie ein nahezu normales Leben führen können. Dazu brauchen Sie keine strengen Diätpläne einzuhalten oder teure Diätprodukte zu kaufen. Für Diabetiker gelten die gleichen Ernährungsempfehlungen wie für gesunde Menschen.

Eine ganz große Rolle spielt bei alledem Ihre Motivation. Daher sollten Sie sich auch damit beschäftigen, was mit Ihrem Körper passieren kann, wenn Sie Ihren Lebensstil jetzt nicht ändern. Natürlich sind wir alle Gewohnheitstiere, die ihre Routinen nur ausgesprochen ungern aufgeben. Schließlich geben diese Ge-

„Wenn Sie sich aktiv mit Ihrem Diabetes auseinandersetzen, werden Sie ein nahezu normales Leben führen können."

wohnheiten dem Alltag eine feste Struktur. So gehen Sie zu festen Zeiten ins Bett, springen immer zur gleichen Zeit unter die Dusche oder frühstücken jeden Morgen mit dem Fernsehprogramm. Leider unterscheiden Ihre Gewohnheiten aber nicht, ob etwas gut oder schlecht für Sie ist. Daher lautet Ihr Ziel: Nutzen Sie die Macht der Gewohnheiten. Bauen Sie die Änderungen Ihres Lebensstils nach und nach in Ihren Alltag ein. Schon nach wenigen Wochen ist Ihnen das „Neue" vertraut und zu einer festen Gewohnheit geworden, die dann erst einmal vor Änderungen geschützt ist. Dabei ist es ganz wichtig: Überfordern Sie sich nicht! Viele Menschen scheitern an ihren zu hohen Erwartungen – sie wollen einfach zu viel zu schnell erreichen. Viele kleine Schritte bewältigen Sie viel leichter als wenige große.

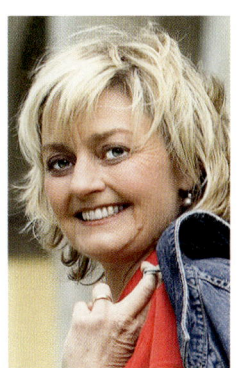

Stellen Sie sich vor, Sie stehen jetzt am Anfang einer langen Treppe und ganz oben erwartet Sie Ihr großes Ziel: ein gut eingestellter Stoffwechsel, der Ihre Gesundheit schützt und Ihre Lebensqualität erhält. Mit jeder Stufe, die Sie nehmen, kommen Sie Ihrem Ziel näher. Das funktioniert wunderbar, wenn Sie sich immer auf die nächste Stufe konzentrieren. Auch wenn Sie mal auf einer Stufe stehen bleiben oder sogar zurückgehen, gefährdet das Ihren Erfolg nicht, wenn Sie einfach am nächsten Tag mit Ihren Vorsätzen weitermachen.

„Stellen Sie sich vor, Sie stehen jetzt am Anfang einer langen Treppe und oben erwartet Sie Ihr großes Ziel: ein gut eingestellter Stoffwechsel."

Nutzen Sie die nächsten zwölf Wochen, um Ihren Diabetes Schritt für Schritt in den Griff zu bekommen. Nur Mut, das ist alles viel einfacher, als Sie vielleicht denken.

Viel Erfolg wünscht Ihnen

Ihre
Astrid Schobert
Diplom-Ökotrophologin

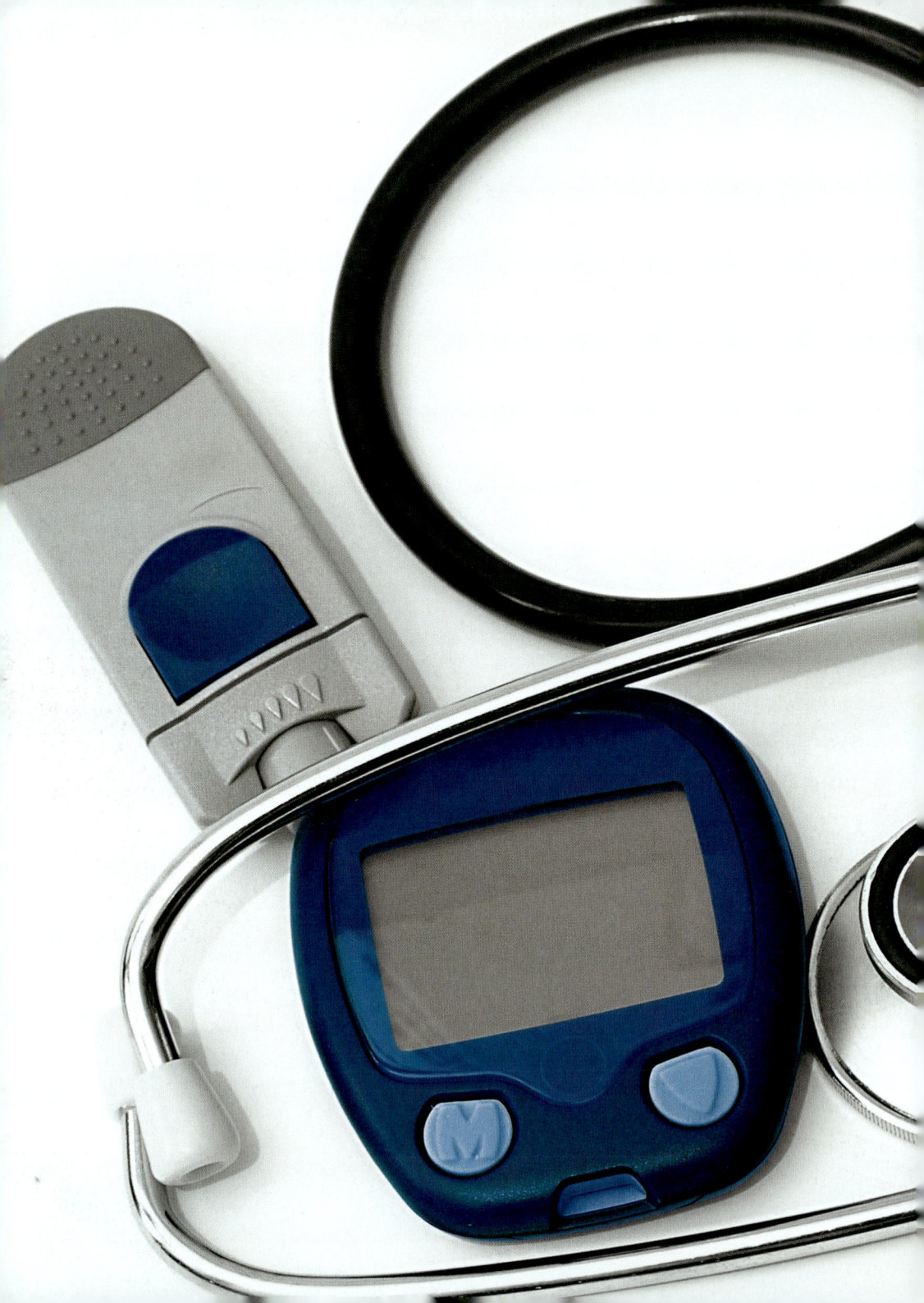

BEVOR SIE STARTEN – WICHTIG ZU WISSEN

Diabetes mellitus ist schon fast zu einer Volkskrankheit geworden – über fünf Millionen Menschen in Deutschland sind Diabetiker. Dieses Buch vermittelt Ihnen zum einen viel Hintergrundwissen über Diabetes. Aber vor allem bekommen Sie viele konkrete Ratschläge und Tipps, wie Sie als Diabetiker Ihr Leben gestalten können.

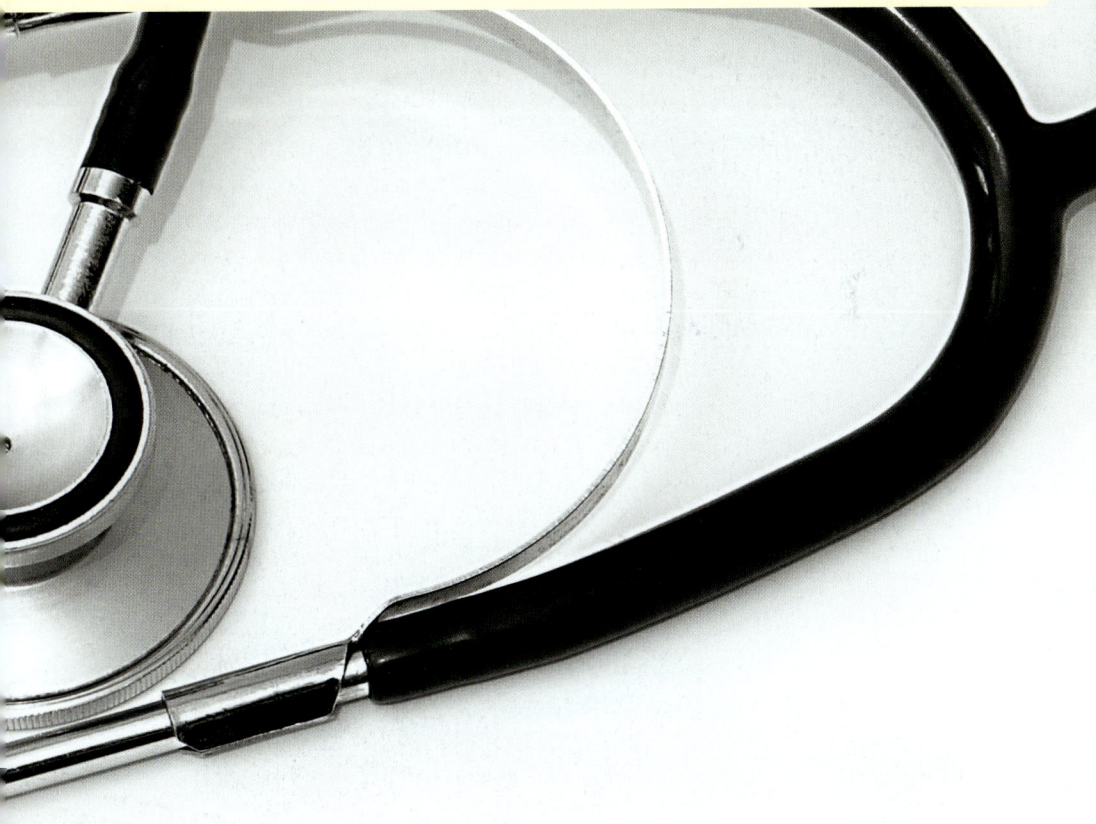

Wie Sie mit diesem Buch Ihren Diabetes in den Griff bekommen

Dieses Buch ist in Wochen eingeteilt und nimmt Sie Schritt für Schritt an die Hand: So werden Sie im Verlauf von zwölf Wochen nicht nur die Inhalte lesen, sondern auch ganz praktische Aufgaben übernehmen. Sie haben richtig gelesen, es gibt auch „Aufgaben für Sie zu lösen." Denn: Wenn Sie nicht nur die Kapitel durchlesen, sondern die vorgeschlagenen Maßnahmen auch gleich in die Praxis umsetzen, profitieren Sie am meisten.

In jedem Kapitel finden Sie wichtige Informationen und neue Erkenntnisse rund um die Krankheit Diabetes mellitus. Sie erfahren alles über die Krankheit selbst, aber insbesondere lernen Sie, wie Sie Ihren Lebensstil so einrichten, dass Sie gut mit der Krankheit leben können.

Lassen Sie sich Zeit!

Natürlich können Sie sich mit einem Kapitel auch länger als nur eine Woche beschäftigen, dann bleiben die Inhalte gleich viel besser in Ihrem Gedächtnis. Eine solche Verlängerung bietet sich vor allem dann an, wenn Sie sonst zu wenig Zeit für die Übungen haben. Nehmen Sie sich die Zeit, die Sie brauchen, um die Kapitel gründlich durchzugehen und die Inhalte praktisch umzusetzen.

In den ersten beiden Wochen geht es konkret um die Erkrankung Diabetes mellitus, diese lesen Sie im Idealfall zuerst. Die weiteren Kapitel sind inhaltlich nicht aufeinander aufgebaut und thematisch jeweils in sich abgeschlossen. Sie können also ein Thema, das Sie besonders interessiert, herausgreifen. Aber auch dann gilt: Beschäftigen Sie sich eine Weile mit dem Thema und machen Sie die Aufgaben. Nur so können Sie das Gelernte nach und nach verinnerlichen und in Ihren Alltag einbauen.

Um Ihren Diabetes in den Griff zu bekommen, Ihre gesundheitliche Verfassung und Ihr Wohlbefinden nachhaltig zu stei-

!

Bauen Sie das Gelernte nach und nach in Ihren Alltag ein.

gern, müssen Sie Ihren Lebensstil schrittweise ändern. Dafür brauchen Sie Zeit, denn Gewohnheiten, die über Jahre und Jahrzehnte bestanden haben, lassen sich nicht über Nacht ablegen. Haben Sie daher Geduld, wenn Ihnen die eine oder andere Veränderung schwer fällt. Und nehmen Sie sich „Rückfälle" nicht übel.

Was passiert in den nächsten 12 Wochen?

1. Woche: Was Sie über Diabetes wissen sollten
Hier lernen Sie die Krankheit Diabetes so richtig kennen. Sie erfahren, welche Ursachen sie hat, welche Formen auftreten und wie die Krankheit auf sich aufmerksam macht.

!

Frauen über 70 Jahre sind besonders gefährdet.

2. Woche: Warum Diabetes Typ 2 Ihre Gesundheit bedroht
In dieser Woche setzen Sie sich mit den Folgeerkrankungen des Diabetes auseinander. Dazu gehören natürlich auch Informationen, wie Sie sich davor schützen und Risikofaktoren wirksam entschärfen. Denn schließlich möchten Sie trotz Diabetes gesund und fit bleiben.

3. Woche: Gewicht runter bei Diabetes
Falls Sie als Typ-2-Diabetiker unter Übergewicht leiden, eröffnet sich Ihnen in dieser Woche eine ganz große Chance: Sie können Ihren Diabetes schon in den Griff bekommen, wenn Sie sich von ein paar überflüssigen Pfunden befreien. Denn wenn die Pölsterchen schwinden, reagieren die Körperzellen häufig wieder besser auf Insulin. Erfahren Sie also, ob Ihr Gewicht wirklich runter muss und welche Rolle die Körperfettverteilung spielt.

4. Woche: Abspecken, aber ohne zu hungern
Wenn Sie etwas abspecken möchten, erhalten Sie in dieser Woche viele praktische Tipps, mit denen Ihnen Ihr Vorhaben tat-

!

Beim Abnehmen ist
Hunger Ihr größter
Feind.

sächlich gelingt. Vergessen Sie dabei aber nie: Wer abnehmen
will, muss essen! Denn Hunger ist Ihr größter Feind, wenn Sie
sich von Ihren überflüssigen Pfunden befreien möchten. Nur
wenn Sie essen, bleibt auch Ihr Stoffwechsel aktiv – und der verbraucht viele Kalorien.

5. Woche: Wie viel Eiweiß braucht Ihr Körper?

Erfahren Sie in dieser Woche, wie wichtig Eiweiß für Ihren Körper
ist, wie viel Sie davon benötigen und ob eiweißreiche Lebensmittel auch einen Einfluss auf Ihren Blutzuckerspiegel haben. Außerdem lernen Sie, wie Sie einer Übersäuerung vorbeugen und wie
leicht Sie die richtige Wahl bei Ihren Lebensmitteln treffen.

6. Woche: Gibt es gute und böse Kohlenhydrate?

Warum es bei den Kohlenhydraten für Sie als Typ-2-Diabetiker
auf die richtige Auswahl ankommt, ist das Thema dieser Woche.
Sie erhalten viele praktische Tipps, wie Sie sich durch den Wer-
bedschungel der Lebensmittelindustrie schlagen können, ohne
in tückische Zuckerfallen zu tappen. Nach dieser Woche werden
Sie mit ganz anderen Augen durch den Supermarkt gehen.

7. Woche: Was macht Ballaststoffe für Diabetiker so wertvoll?

Diese Woche lernen Sie einen Lebensmittelinhaltsstoff kennen,
der Gewaltiges für Ihre Gesundheit als Typ-2-Diabetiker leistet.
Erfahren Sie, warum Ballaststoffe Ihren Blutzuckerspiegel senken,
Ihnen das Abnehmen erleichtern und sich sogar positiv auf Ihre
Blutfettwerte auswirken.

8. Woche: „5 am Tag" – Obst und Gemüse

Natürlich wissen Sie, dass Gemüse und Obst gesund sind. Trotz-
dem erhalten Sie in dieser Woche völlig neue Einblicke, was diese
Lebensmittel wirklich für die Gesundheit Ihres Körpers leisten.
Lassen Sie sich überraschen, wie einfach es ist, mehr Obst und

Gemüse zu essen – und warum diese Lebensmittel jede Vitaminpille toppen.

9. Woche: Fett – hier zählt Klasse statt Masse

Fette Lebensmittel sind wahre Kalorienbomben, die schnell ihre
Spuren an Bauch und Hüften hinterlassen. Trotzdem sind Nahrungsfette auch für Sie als Diabetiker lebenswichtig. Entdecken
Sie in dieser Woche, warum es bei den Fetten so sehr auf die richtige Auswahl ankommt und welche Fette Sie beim Abspecken sogar unterstützen.

!

Die richtigen Fette
können sogar beim
Abnehmen helfen.

10. Woche: Die idealen Getränke für Diabetiker

Nachdem Sie in den vergangenen Wochen schon zu einem aus-
gesprochenen Experten für die Ernährung des Diabetikers geworden sind, erfahren Sie in dieser Woche alles Wichtige über das
richtige Trinken. Lesen Sie, welche Rolle Kaffee und Tee spielen
und ob es ab und zu auch mal ein Gläschen Bier oder Wein sein
darf.

11. Woche: Das beste Medikament für Diabetiker ist Bewegung!

Entdecken Sie in dieser Woche, warum sich jede Form von körperlicher Bewegung wie ein hochwirksames Medikament auf Ihren Stoffwechsel als Diabetiker auswirkt. Verabschieden Sie sich
von dem Gedanken, dass Sie sportliche Höchstleistungen erbringen müssen, um Erfolg zu haben. Es ist alles viel einfacher, als Sie
denken.

12. Woche: Befreien Sie Ihren Körper von Stresshormonen

In der letzten Woche erfahren Sie, wie Stresshormone sich auf
Ihren Blutzucker auswirken und ob sie tatsächlich für Ihre Gewichtsprobleme verantwortlich sein können. Viele einfache
Tipps helfen Ihnen dabei, Ihren Körper von Stressbelastungen zu
befreien.

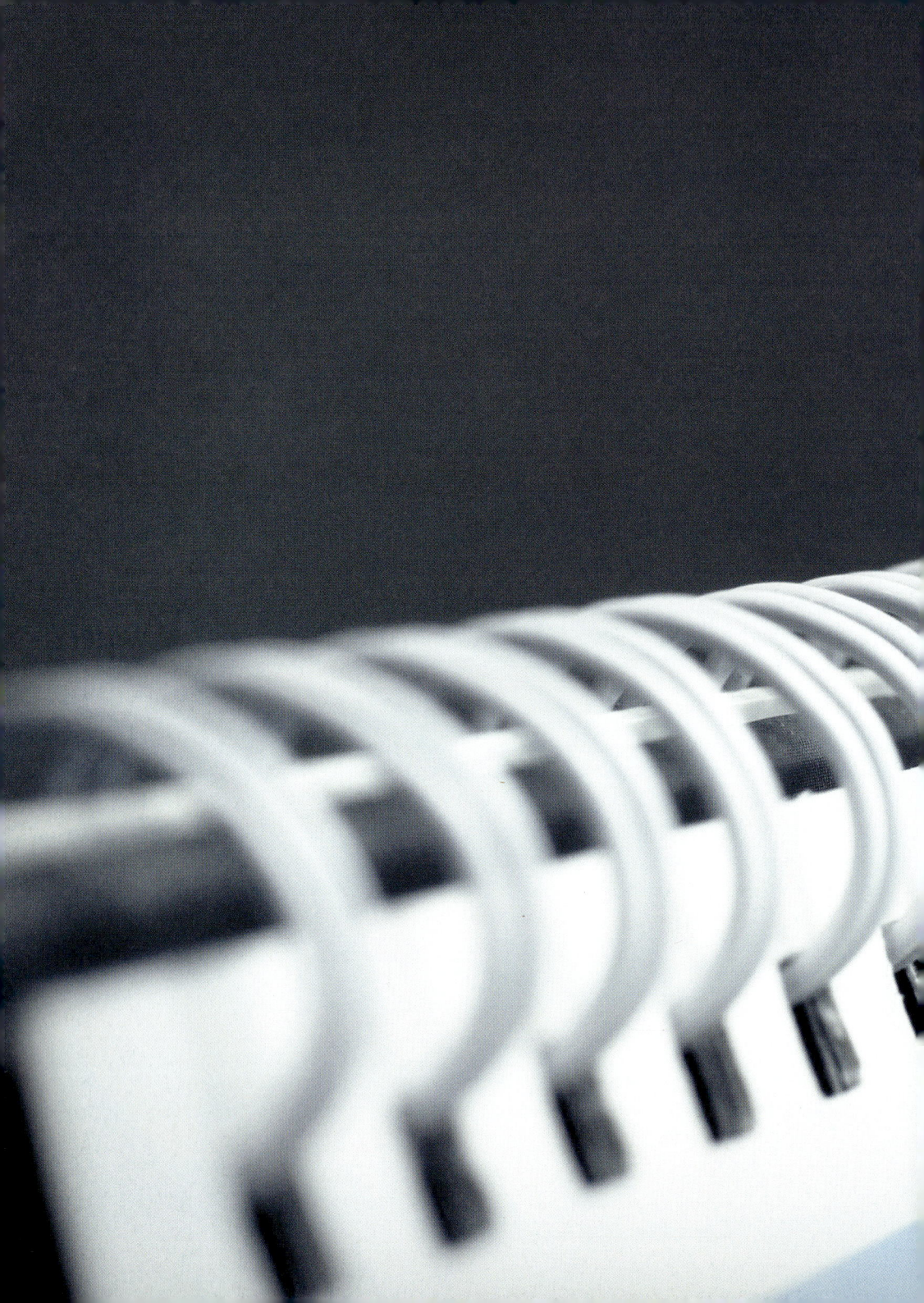

IHR 12-WOCHEN-PLAN

Diabetes ist kein Schicksal. Mit einigen Veränderungen in Ihrem Lebensstil können Sie auch als Diabetiker ein nahezu normales Leben führen. In diesem Kapitel habe ich alle Informationen zusammengestellt, die Sie dafür brauchen. Machen Sie sich mit der Krankheit und ihren Auswirkungen vertraut. Lesen Sie, welche effektiven Maßnahmen es gibt, Ihre Blutzuckerwerte in den Griff zu bekommen, und erfahren Sie, wie Sie diese umsetzen können.

1. WOCHE
Was Sie über Diabetes wissen sollten

Diabetes mellitus – das heißt wörtlich übersetzt „honigsüßer Durchfluss" und steht für die ursprüngliche Diagnosemethode der Krankheit. Wollte ein Arzt im Altertum Diabetes nachweisen, so musste er wohl oder übel den Urin seines Patienten verkosten. Denn der Urin eines unbehandelten Diabetikers enthält Zucker und schmeckt daher süß. Bei hohen Zuckerwerten müssen die Patienten häufig urinieren, was für den Begriff „Durchfluss" steht.

!

Diabetes mellitus heißt wörtlich übersetzt „honigsüßer Durchfluss".

Diabetes ist nicht gleich Diabetes

Wenn Sie an Diabetes erkrankt sind, haben Sie bei der Diagnose einen krankhaft erhöhten Blutzuckerspiegel. Entweder fehlt Ihrem Körper das Hormon Insulin, oder Ihre Körperzellen sind gegen das Hormon regelrecht abgestumpft (Insulinresistenz). In beiden Fällen kann der Zucker aus Ihrer Nahrung nicht mehr in die Körperzellen eingeschleust werden. Stattdessen kreist er als gelöster Zucker in Ihrem Blut. Das klingt zunächst ganz harmlos, hat aber enorme Auswirkungen auf Ihre Gesundheit. Ist der Blutzuckerspiegel zeitweise oder dauerhaft erhöht, kann dies Ihre Nerven oder die kleinen und großen Blutgefäße (Mikroangiopathie und Makroangiopathie) schädigen, was zu den gefürchteten Spätschäden der Zuckererkrankung führen kann. In Deutschland leiden rund zehn Prozent der Bevölkerung an Diabetes. Die Dunkelziffer ist enorm hoch, denn viele Menschen wissen gar nicht, dass sie von der Erkrankung betroffen sind.

!

Rund 10 Prozent der Bevölkerung der Deutschen leiden an Diabetes.

Es gibt verschiedene Arten von Diabetes:

- Diabetes mellitus Typ 1
- Diabetes mellitus Typ 2
- Schwangerschaftsdiabetes

Jeder Mensch hat Zucker im Blut

Der Zucker Glukose (Traubenzucker) ist die zentrale Energiequelle für jede einzelne Zelle in Ihrem Körper. Es ist also lebensnotwendig, dass sich genügend Zucker in Ihrem Blut befindet, der mit Hilfe des Hormons Insulin auf die Körperzellen verteilt wird. Bei Diabetikern liegt hier eine Verwertungsstörung vor: Die Glukose kann nicht mehr in die Körperzellen eingeschleust werden und bleibt im Blut. Als Folge ist Ihr Blutzuckerspiegel erhöht.

Bei den Messungen können Ihre Blutzuckerwerte ganz unterschiedlich angegeben werden:

- mg % = Milligramm Prozent
- mg/dl = Milligramm pro Deziliter (100 ml)
- mmol/l = Millimol pro Liter

Bei gesunden Menschen liegt der Blutzucker nüchtern zwischen 60 und 110 mg/dl (3,3 und 6,1 mmol/l) und kann nach dem Essen auf 140 mg/dl (7,8 mmol/l) ansteigen.

Diabetes mellitus Typ 1

Dieser Typ wurde früher auch als „Jugendlicher Diabetes" bezeichnet, da er oft vor dem 40. Lebensjahr auftritt. Meist erkranken junge, schlanke Menschen, die von der Diagnose an lebenslang Insulin spritzen müssen, weil die Bauchspeicheldrüse das Hormon in zu geringen Mengen oder gar nicht mehr herstellt. Tatsächlich leiden aber nur etwa fünf Prozent aller Diabetiker an einem Typ-1-Diabetes. Typische Anzeichen sind beispielsweise:

- Quälender Durst, große Trinkmengen
- Häufiges Wasserlassen
- Gewichtsverlust
- Müdigkeit

!

Die Anzeichen für Typ-1-Diabetes sind gut zu erkennen.

Blutzuckerschwankungen können fatale Folgen haben

Fällt Ihr Blutzucker unter den normalen Bereich, kann sich eine Unterzuckerung entwickeln, die sich durch Schweißausbrüche, Zittern oder Sehstörungen ankündigt. Schwere Unterzuckerungen können zur Bewusstlosigkeit und manchmal auch zu Krampfanfällen führen. Eine Unterzuckerung können Sie nur bekommen, wenn Sie blutzuckersenkende Medikamente (z. B. Sulfonylharnstoffe) einnehmen oder Insulin spritzen. Steigen Ihre Blutzuckerwerte hingegen zu stark an, kann das zur Bewusstlosigkeit führen, was Mediziner als „diabetisches Koma" bezeichnen

Ursachen

In den meisten Fällen ist diese Form des Diabetes die Folge einer gestörten Immunreaktion. Die Gründe für den Ausbruch eines Typ-1-Diabetes sind von der Wissenschaft jedoch noch nicht völlig geklärt. Möglicherweise kommen Virusinfekte wie Mumps, Masern oder Röteln als Auslöser infrage. Bei einer Virusinfektion bekämpft das Immunsystem die Erreger. Dabei richtet sich die Abwehr in seltenen Fällen nicht nur gegen die Viren, sondern greift auch die Zellen (Beta-Zellen) der Bauchspeicheldrüse an, die das Insulin produzieren, und zerstört diese nach und nach. Sind rund 80 Prozent dieser Zellen zerstört, kann der Körper kein Insulin mehr produzieren und der Diabetes bricht aus.

Als verantwortlich für die Entstehung eines Typ-1-Diabetes werden auch Umwelteinflüsse diskutiert, die aber nicht wissenschaftlich belegt sind:

- Zu kurze Stilldauer nach der Geburt
- Zu frühe Gabe von Kuhmilch an Kinder
- Zu frühe Verwendung von glutenhaltiger Kost
- Giftstoffe, wie z. B. Nitrosamine

!

Die Rolle von Umwelteinflüssen ist nicht belegt.

Neueste Forschungsergebnisse deuten außerdem darauf hin, dass geschädigte Nervenzellen in der Bauchspeicheldrüse am Ausbruch der Erkrankung beteiligt sein können.

Behandlung

Typ-1-Diabetiker leiden unter einem echten Insulinmangel, sodass ein lebenslanger Insulinersatz notwendig ist. Daher müssen sie regelmäßig ihren Blutzucker messen und die Insulindosis daran anpassen, wie viele Kohlenhydrate sie aufnehmen. Verabreicht wird das Insulin durch Spritzen, Pens oder eine Insulinpumpe.

Konventionelle Insulintherapie Bei der konventionellen Insulintherapie spritzen Sie ein- bis zweimal pro Tag eine Mischung aus einem schnell sowie einem lang wirkenden Insulinpräparat. Zeitpunkt und Größe Ihrer Mahlzeiten richten sich hier nach der Insulinwirkung und sind fest vorgegeben. Die vom Arzt festgelegte Dosis müssen Sie Tag für Tag einhalten. Nachteil: Sie können auf hohe Blutzuckerwerte nur sehr eingeschränkt reagieren. Viele Patienten wünschen sich mehr Flexibilität und stoßen hier schnell an ihre Grenzen. Daher wird diese starre konventionelle Therapie in der Regel nur noch eingesetzt, wenn jemand nicht in der Lage ist, eine aufwändigere Therapie umzusetzen.

Intensivierte Insulintherapie Die intensivierte Insulintherapie bietet Ihnen als Typ-1-Diabetiker mehr Freiheiten. Ihren Grundbedarf an Insulin decken Sie durch ein oder zwei Injektionen eines lang wirkenden Insulins. Zu Ihren Mahlzeiten spritzen Sie dann das schnell und kurz wirkende Insulin (Bolus). So können Sie den Zeitpunkt Ihrer Mahlzeiten frei wählen oder auch mal auf das Essen verzichten. Die Dosis stimmen Sie selbst ab: auf die Portionsgröße (besonders Kohlenhydrate), Ihre körperliche Betätigung und die aktuelle Blutzuckerhöhe. Ein wichtiger Bestandteil der intensivierten Therapie ist daher die Selbstkontrolle des Blutzuckers vor jeder Injektion eines Bolus. Sinnvoll sind

!

Heute wird die
intensivierte
Insulintherapie
bevorzugt.

auch weitere Tests etwa ein bis zwei Stunden nach einer Mahlzeit, um zu prüfen, ob die gespritzte Dosis richtig war. Bei Sport, bei Verdacht auf Unterzucker, bei Infekten sowie vor der Nachtruhe sind zum Schutz vor Unterzuckerung weitere Messungen sinnvoll.

Tipp
In einer Diabetesschulung erlernen Sie den richtigen Umgang mit Ihrer Insulintherapie. Nach der Diagnose wird Ihr Arzt Ihnen entsprechende Anlaufstellen nennen.

Was steckt hinter dem Bolus?
Als Bolus bezeichnet man den „mahlzeitenabhängigen Insulinbedarf". Entscheidend für die Berechnung des Bolus sind die Kohlenhydrate, die in Ihrer Mahlzeit stecken. Als eine Broteinheit (BE) bzw. eine Kohlenhydrateinheit (KE oder KHE) gilt dabei die Menge eines Lebensmittels, die 10 bis 12 g Kohlenhydrate enthält. Es ist egal, ob Sie mit 10 g oder mit 12 g als eine Einheit rechnen – verwenden Sie aber immer die gleiche Menge als Grundlage.
Jeder Mensch hat ein individuelles Verhältnis zwischen Kohlenhydraten und benötigtem Insulin (Internationale Einheit/I.E.). Daraus ergeben sich BE-/KE-Faktoren, die in Zusammenarbeit mit dem Arzt, der Sie betreut, festgelegt werden. Der BE-/KE-Faktor gibt an, wie viele I.E. pro BE/KE abgegeben werden müssen.
Die Menge des benötigten Bolus-Insulins ist von der Tageszeit abhängig, zu der Sie essen. Meistens benötigen Sie morgens am meisten Insulin, mittags am wenigsten.
Ob Sie den richtigen Bolus gewählt haben, erkennen Sie daran, dass bei einem guten Ausgangswert Ihr Blutzucker ein bis zwei Stunden nach der Mahlzeit um etwa 30 bis 40 mg/dl (1,7 bis 2,2 mmol/l) höher liegt als vorher. Nach etwa vier Stunden sollte Ihr Blutzucker wieder beim Ausgangswert liegen.

Diabetes mellitus Typ 2

Dieser Typ wurde früher auch als „Altersdiabetes" bezeichnet, da er sich meist erst im höheren Lebensalter entwickelte. Das hat sich grundlegend geändert: Inzwischen leiden immer mehr junge Menschen und sogar Kinder unter Diabetes Typ 2. Die Mediziner sprechen bereits von einer regelrechten Diabetes-Epidemie. Anzeichen für diesen Diabetes-Typ sind beispielsweise:

- Vermehrter Durst
- Häufiges Wasserlassen
- Anhaltende Müdigkeit und Schwäche
- Schlecht heilende Wunden, besonders an den Füßen
- Häufige Infekte
- Übergewicht
- Hoher Blutdruck

Ursachen

Beim Diabetes Typ 2 sprechen die Körperzellen nicht mehr auf das Insulin an, es entsteht eine „Insulinresistenz". Die Krankheit entwickelt sich oft schleichend und wird häufig eher zufällig im Rahmen einer Routineuntersuchung erkannt. Denn allgemeine Anzeichen wie vermehrter Durst und Müdigkeit werden leicht falsch gedeutet oder gar nicht erst wahrgenommen. Trotzdem können sich zu diesem Zeitpunkt bereits Folgeerkrankungen entwickelt haben.

> **!**
> Diabetes Typ 2 entwickelt sich oft schleichend.

Insulinresistenz: Wenn das Insulin nicht mehr wirkt

Das Hormon Insulin wirkt in Ihrem Körper als eine Art Türöffner der Zellen: Es dockt an speziellen Rezeptoren der Körperzellen an und schleust Zucker (Glukose) ein. Dadurch sinkt Ihr Blutzuckerspiegel, und Ihr Zuckerstoffwechsel ist im Gleichgewicht. Bei Typ-2-Diabetikern produziert der Körper zumindest zu Beginn der Erkrankung noch ausreichend Insulin. Die Körperzellen werden jedoch unempfindlich gegen Insulin – sie stumpfen regelrecht gegen das Hormon ab. So kann es keine ausreichende Wirkung mehr entfalten, Insulin und Zucker stehen dann gemeinsam vor den verschlossenen Türen der Zellen. Als Folge steigt der Blutzuckerspiegel an und die Bauchspeicheldrüse läuft ständig auf Hochtouren. Sie stellt immer mehr Insulin her und schafft es mit diesem Kraftakt, den Blutzuckerspiegel einige Zeit im normalen Bereich zu halten. Doch schließlich ist die Bauchspeicheldrüse völlig überfordert und quittiert ihren Dienst. Jetzt fehlt dem Körper tatsächlich Insulin, die Glukose kann nicht mehr auf die Zellen verteilt werden, die Blutzuckerwerte steigen und der Diabetes hat sich manifestiert.

Insulin fördert den Speckansatz

Es ist also ganz typisch, dass viele Betroffene in einem frühen Stadium der Erkrankung ausgesprochen hohe Insulinspiegel im Blut haben. Das hat aber auch seine Tücken, denn Insulin steuert das Fettgewebe an: Hier öffnet es nicht nur die Türen zur Fetteinlagerung, sondern blockiert gleichzeitig die Ausgangstüren. So kommt es schnell zu ein paar Extrapfunden auf den Rippen, was die Insulinresistenz noch verstärkt. Denn das überflüssige Fett sorgt für eine vermehrte Freisetzung von Fettsäuren, die den Blutzuckerspiegel zusätzlich ansteigen lassen. Jetzt braucht der Körper noch mehr Insulin. Verstärkt wird diese Entwicklung durch eine Überernährung, die dazu führt, dass sich ständig zu viel Zucker in Blut befindet.

Typ-2-Diabetes ist eine typische Wohlstandserkrankung. Das zeigt auch die Tatsache, dass es in der deutschen Nachkriegszeit so gut wie keine Diabetiker gab. Die Fakten sprechen für sich: Die Nahrung war knapp, Übergewicht ein seltenes Problem und die Wege wurden zu Fuß oder mit dem Fahrrad zurückgelegt. Auch Menschen, die eine genetische Veranlagung für Diabetes Typ 2 hatten, entwickelten die Krankheit in diesen Zeiten nicht.

!

Die wichtigsten Auslöser für Diabetes Typ 2:
- Übergewicht/ übermäßiges Essen
- Bewegungsmangel
- Genetische Veranlagung.

Behandlung

Bei der Behandlung von Diabetes Typ 2 stehen der Abbau von Übergewicht und mehr körperliche Bewegung im Fokus. Denn neben Übergewicht verstärkt auch ein Bewegungsmangel Ihre Insulinresistenz. Fehlt Ihren Muskeln die Arbeit, führt das zu einer direkten Abschwächung der Insulinwirkung in Ihren Muskelzellen. Untersuchungen zeigen, dass Übergewichtige mit einem körperlichen Training von 30 Minuten pro Tag und einer Gewichtsabnahme von rund 4 Kilogramm den Ausbruch eines Diabetes zunächst verhindern können.

Was bewirken orale Antidiabetika bei Typ-2-Diabetikern?

Wenn Sie neu an Diabetes erkrankt sind, wird Ihr Arzt Ihnen wahrscheinlich einen Stufenplan vorschlagen. Ernährungs- und Bewegungstherapie sind die Basis für die langfristige Behandlung. Trotzdem kann es notwendig werden, dass der Arzt Ihnen zusätzlich „orale Antidiabetika" verschreibt. Diese Medikamente wirken aber nur, wenn Ihr Körper noch Insulin herstellt. Im Folgenden stelle ich Ihnen die wichtigsten Medikamente vor.

!

Orale Antidiabetika wirken nur, wenn Ihr Körper noch Insulin herstellt.

Biguanide-Metformin ist eines der wichtigsten Medikamente zur Behandlung von Diabetes Typ 2 und wird bereits seit über 50 Jahren eingesetzt.
- Einnahme während und nach den Mahlzeiten
- Hemmt die Neubildung von Glukose (Traubenzucker) in der Leber, was sich besonders positiv auf den Nüchternblutzucker auswirkt
- Steigert die Insulinempfindlichkeit der Zellen
- Verzögert die Glukoseaufnahme vom Darm ins Blut
- Kann das Hungergefühl dämpfen und unterstützt so die Gewichtsabnahme
- Beeinflusst den Fettstoffwechsel positiv
- Kein Risiko der Unterzuckerung

- Darf nicht verschrieben werden bei eingeschränkter Nierenfunktion, schweren Infektionen, schweren Lebererkrankun-
  gen, Herzschwäche oder Alkoholismus
- Muss vor Operationen oder bei einer Reduktionsdiät (weniger
  als 1.000 kcal pro Tag) abgesetzt werden

Sulfonylharnstoffe kommen seit über 50 Jahren bei Diabetikern
zum Einsatz – vorzugsweise wenn kein Übergewicht vorliegt.
- Einnahme vor den Mahlzeiten
- Regen die Insulin produzierenden Betazellen der Bauchspeicheldrüse an, mehr Insulin ins Blut abzugeben – das fördert
  die Blutzuckersenkung nach Mahlzeiten, aber auch eine Gewichtszunahme
- Können zu Unterzuckerung führen, da sie über mehrere Stunden wirken
- Haben nur geringen Einfluss auf den Nüchternblutzucker
- Können den Appetit steigern
- Werden vor allem zur Behandlung von Patienten mit Typ-
  2-Diabetes verschrieben, wenn bei diesen eine Behandlung
  mit Metformin nicht möglich ist (z. B. wegen einer Unver-
  träglichkeit oder bei Gegenanzeigen für Metformin)

Glinide wirken ähnlich wie Sulfonylharnstoffe und regen die Insulinproduktion an. Sie wirken deutlich schneller, dafür aber
auch kürzer. Dadurch ist das Risiko einer Unterzuckerung geringer als bei Sulfonylharnstoffen. Fällt eine Mahlzeit aus, fällt auch
die Tabletteneinnahme aus.

Alpha-Glukosidase-Hemmer
- Einnahme mit den ersten Bissen
- Hemmen im Dünndarm das Enzym Alpha-Glukosidase, das
  dafür zuständig ist, Kohlenhydrate in Einfachzucker aufzuspalten

- Wirken positiv auf den Blutzucker nach dem Essen
- Führen oft zu Blähungen und Durchfall
- Gefahr der Unterzuckerung nur bei Kombi-Therapie mit Sulfonylharnstoffen
- Unterzuckerungen können dann nur durch die Gabe von Glukose (Traubenzucker) aufgefangen werden

Dapagliflozin
- Senkt den Blutzuckerspiegel durch eine vermehrte Ausscheidung von Glukose über die Harnwege
- Anwendung, wenn Metformin nicht eingesetzt werden darf (bei Gegenanzeigen) oder nicht vertragen wird
- Gefahr der Unterzuckerung bei Kombi-Therapie mit Sulfonylharnstoffen oder Insulin
- Fördert Gewichtsabnahme durch die Zuckerausscheidung
- Kann zu Blutdruckabfall und Flüssigkeitsverlusten führen
- Keine Einnahme bei schweren Leber- und Nierenfunktionsstörungen, in der Schwangerschaft und Stillzeit sowie bei Menschen, die 75 Jahre oder älter sind.

Inkretin-Verstärker „Gliptine"
- Inkretine sind Hormone, die im Darm gebildet werden. Steigt der Blutzucker nach einer Mahlzeit, fördern sie die Insulinausschüttung aus der Bauchspeicheldrüse. Inkretin-Verstärker bewirken, dass diese Darmhormone langsamer abgebaut werden und länger wirksam sind.
- Einnahme unabhängig von den Mahlzeiten
- Regen die Insulinproduktion in Abhängigkeit vom Blutzucker an
- Wirken sich positiv auf den Blutzucker nach dem Essen aus
- Verzögern die Magenentleerung und führen so zu einem früheren Sättigungsgefühl
- Fördern die Gewichtsabnahme

> **!**
> Grundlage für die langfristige Behandlung von Diabetes Typ 2 sind Ernährungs- und Bewegungstherapie. Je nach Stadium sind zusätzlich Medikamente notwendig.

- Unterdrücken das Hormon Glukagon, das ein Gegenspieler des Insulins ist
- Keine Gefahr der Unterzuckerung

Inkretin-Analoga

- Werden – ähnlich wie Insulin – vom Patienten unter die Haut gespritzt und können nicht in Tablettenform eingenommen werden
- Imitieren die Wirkung der Inkretin-Hormone
- Regen die Insulinproduktion in Abhängigkeit vom Blutzucker an
- Verzögern die Magenentleerung und führen so zu einem früheren Sättigungsgefühl
- Fördern die Gewichtsabnahme
- Unterdrücken das Hormon Glukagon, das ein Gegenspieler des Insulins ist
- Keine Gefahr der Unterzuckerung

!

Übergewichtige Jugendliche haben als Erwachsene ein erhöhtes Diabetesrisiko.

Diabetes bei Kindern und Jugendlichen

Immer mehr Kinder und Jugendliche erkranken inzwischen an einem Diabetes Typ 2. Meistens sind sie stark übergewichtig und/oder erblich vorbelastet – sie haben also Eltern oder Großeltern mit Diabetes Typ 2.

Wer als Jugendlicher unter Übergewicht leidet, hat als Erwachsener auch ohne erbliche Vorbelastung ein deutlich erhöhtes Diabetesrisiko. Kritisch ist hier nicht ein wenig Babyspeck, sondern deutliche Speckrollen auf den Hüften.

Kinder mit einem Elternteil, das von Diabetes betroffen ist, haben ein um 25 bis 50 Prozent erhöhtes Risiko, ebenfalls zu erkranken. Bei solchen Vorbelastungen spielt der persönliche Lebensstil eine ganz wichtige Rolle dabei, ob die Krankheit auch wirklich ausbricht. Eine ausgewogene Ernährung und viel körperliche Bewegung sind der beste Schutz.

So kommen Sie Ihrem Diabetes auf die Spur

Das Heimtückische an Diabetes Typ 2 ist, dass er sich auf leisen Sohlen anschleicht. Nicht selten leben Betroffene jahrelang ohne deutliche Beschwerden, während die Zuckerkrankheit bereits ihr übles Spiel treibt und Folgeerkrankungen auslöst. Und nicht selten fallen dem Arzt die erhöhten Zuckerwerte ganz zufällig im Rahmen einer Routinekontrolle auf. Wenn bei Ihnen ein Verdacht auf Diabetes besteht, verschafft Ihnen eine Blutuntersuchung schnell Gewissheit und ermöglicht eine frühzeitige Therapie. Die Ziele der Diabetes-Behandlung sind:

!

Eine Blutuntersuchung verschafft Gewissheit.

- Das Vermeiden von Stoffwechselentgleisungen
- Schutz vor diabetesbedingten Folgeerkrankungen
- Eine gute Blutzuckereinstellung
- Das frühzeitige Behandeln von Risikofaktoren (Bluthochdruck, Fettstoffwechselstörungen)

Das A und O ist Ihr Blutzucker

In der Regel stellt Ihr Arzt die Diagnose Diabetes auf der Basis Ihrer Blutzuckerwerte und der Ausscheidung von Zucker in Ihrem Harn. Zeigt das Labor bei Ihnen häufiger Nüchternblutzuckerwerte über 126 mg/dl (= 7,0 mmol/Liter), leiden Sie wahrscheinlich unter einem manifesten Diabetes. Ihr Nüchternblutzucker wird acht Stunden nach Ihrer letzten Mahlzeit ermittelt, alternativ wird der Blutzucker zwei Stunden nach Ihrer letzten Mahlzeit gemessen.

Was Ihre Blutzuckerwerte aussagen

	NÜCHTERNBLUTZUCKER	BLUTZUCKER NACH DEM ESSEN
normal	unter 110 mg/dl (6,0 mmol/l)	bis 140 mg/dl (7,8 mmol/l)
erhöht	ab 126 mg/dl (7,0 mmol/l)	über 200 mg/dl (11,2 mmol/l)

Glukosetoleranztest

Befinden sich Ihre Werte in einem Grenzbereich, führt Ihr Arzt einen Glukosetoleranztest durch. Dazu trinken Sie eine Traubenzuckerlösung und zwei Stunden später wird Ihr Blutzucker gemessen:

- Liegt Ihr Blutzucker jetzt über 200 mg/dl, leiden Sie unter Diabetes.
- Bei Werten zwischen 140 und 200 mg/dl spricht Ihr Arzt von einer verminderten Glukosetoleranz – Sie leiden unter einer Vorstufe des Diabetes.

Das Langzeitgedächtnis: der HbA1c-Wert/Fruktosamin

Der HbA1c-Wert zeigt, wie sich Ihre Blutzuckerwerte in den letzten zwei bis drei Monaten durchschnittlich bewegt haben. Das Geheimnis steckt in dem roten Blutfarbstoff, dem Hämoglobin. Sind Ihre Blutzuckerwerte dauerhaft hoch, „verzuckert" das Hämoglobin, da es teilweise eine dauerhafte Verbindung mit dem Zucker eingeht. Die roten Blutkörperchen, in denen das Hämoglobin steckt, kreisen etwa drei bis vier Monate in Ihren Körper – sie sind also eine Art Langzeitgedächtnis, in dem Ihre Blutzuckerwerte der letzten sechs bis zwölf Wochen gespeichert sind. Ein weiterer Marker für Ihren Blutzuckerverlauf ist das Bestimmen von verzuckerten Eiweißen (Fruktosamin). Sie erlauben eine Beurteilung Ihrer Zuckerwerte der letzten zwei bis drei Wochen.

> **!**
>
> Ihre Blutzuckerwerte können Sie beim Arzt, aber auch in jeder Apotheke messen lassen.

Wenn die Nierenschwelle überschritten ist

Auch Ihr Harn gibt Aufschluss darüber, ob bei Ihnen ein Diabetes vorliegt: Überschreitet Ihr Blutzucker die sogenannte Nierenschwelle, taucht der Zucker auch in Ihrem Harn auf. Normalerweise filtern die Nieren die Glukose als wertvollen Energielieferanten vollständig aus dem Harn heraus. Bei sehr hohen Blutzuckerwerten schaffen die Nieren das aber nicht mehr. Der Zucker ist dann mit speziellen Harnzuckerteststreifen im Urin nachweisbar. Die Nierenschwelle liegt etwa bei Blutzuckerwerten zwischen 160 und 180 mg/dl, kann aber bei jedem Menschen etwas schwanken. Fehlt Ihrem Körper Insulin, nutzt er das Fettgewebe als Energiequelle. Ohne Insulin läuft diese Fettverbrennung aber eher holprig ab, und es bleiben sogenannte Ketonkörper übrig, wie beispielsweise Aceton. Diese Ketonkörper sind dann in Ihrem Blut, im Urin und in der Ausatemluft nachweisbar.

Dies können Anzeichen für Diabetes sein:
- Starker Durst
- Vermehrtes Wasserlassen
- Unerklärliche Gewichtsabnahme
- Abgeschlagenheit
- Leistungseinbußen
- Neigung zu Infektionen
- Schlecht heilende Wunden
- Wadenkrämpfe
- Sehstörungen
- Juckreiz
- Acetongeruch (wie Nagellackentferner) in der Ausatemluft

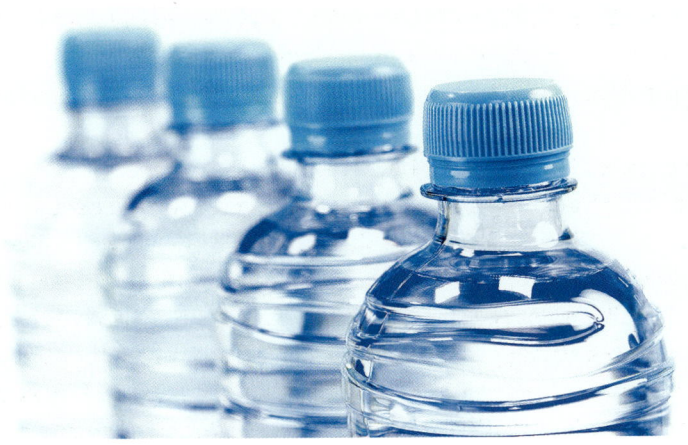

Anhaltender starker Durst kann ein Anzeichen für Diabetes sein.

IHRE AUFGABEN FÜR DIESE WOCHE

1 Achten Sie darauf, welche Anzeichen für einen Diabetes Sie bei sich selbst entdecken:

Erstes Anzeichen:

_____

Zweites Anzeichen:

_____

Drittes Anzeichen:

_____

2 Lassen Sie Ihre Blutzuckerwerte bei Ihrem Hausarzt checken. Notieren Sie Ihre Werte:

_____

3 Welche Ursachen könnten bei Ihnen die Entwicklung von Diabetes gefördert haben, z. B. Übergewicht, familiäre Vorbelastung, Bewegungsmangel?

_____

_____

_____

_____

_____

4 Besprechen Sie mit Ihrem Arzt die Möglichkeiten einer Selbstkontrolle.

REZEPTE

Apfelmüsli

Nährwert pro Portion:
314 kcal/1313 kJ
11 g Eiweiß
6 g Fett
52 g Kohlenhydrate
5 BE

Zutaten für 2 Portionen
4 gehäufte EL Haferflocken
150 ml Apfelsaft ohne Zuckerzusatz
2 kleine Äpfel
1 EL Zitronensaft
300 g fettarmer Naturjoghurt
einige Spritzer flüssiger Süßstoff

Zubereitung
Die Haferflocken mit dem Apfelsaft in eine Schüssel geben, 30 Minuten quellen lassen.
Die Äpfel waschen, vierteln und entkernen, die Stücke mit einer Gemüseraspel fein reiben. Sofort mit Zitronensaft beträufeln und zusammen mit dem Joghurt unter die Haferflockenmasse rühren.
Das Apfelmüsli mit Süßstoff süßen und gleich servieren.
Statt Äpfel können Sie auch Birnen oder anderes frisches Obst verwenden.

Porridge – süßer Haferbrei

Nährwert pro Portion:
95 kcal/397 kJ
4 g Eiweiß
2 g Fett
14 g Kohlenhydrate
2 g Ballaststoffe
1 BE

Zutaten für 2 Portionen
4 gehäufte EL Haferflocken
1 Prise Salz
100 ml fettarme Milch
flüssiger Süßstoff

Zubereitung
Haferflocken mit Salz in einen Topf geben. Mit 300 ml Wasser verrühren. Bei kleiner Hitze unter Rühren zum Kochen bringen.
Nach 1 Minute von der Kochstelle nehmen und zugedeckt 5 Minuten quellen lassen. Milch mit Süßstoff abschmecken. Haferbrei auf zwei tiefe Teller geben und die Milch darübergießen.
Dazu passen frische Früchte nach Belieben.

2. WOCHE
Warum Diabetes Typ 2 Ihre Gesundheit bedroht

!

Bleibt der Diabetes unbehandelt, riskieren Sie schwere Folge- krankheiten.

Nicht bei jedem Diabetiker kommt es zu einer der gefürchteten Folgeerkrankungen von Diabetes. Insbesondere wenn er rechtzeitig behandelt wird, können Sie gut damit leben. Bleibt ein Diabetes jedoch unbehandelt, ist die Wahrscheinlichkeit groß, dass der langfristig erhöhte Blutzucker seine Spuren in Ihrem Körper hinterlässt: Blutgefäße, Nerven und auch Organe können geschädigt werden, was sich unter anderem auf Augen, Herz, Nieren und Füße auswirkt.

Wie das Insulin Ihre Fettzellen mästet

Das Hormon Insulin spielt eine ganz zentrale Rolle in Ihrem Körper, wenn es darum geht, an Gewicht ab- oder zuzunehmen. Denn Insulin steuert nicht nur Ihren Blutzuckerspiegel, sondern auch die Verarbeitung und Speicherung von Fetten. Das Hormon ist dafür verantwortlich, dass jede einzelne Zelle in Ihrem Körper mit Nährstoffen versorgt wird. Dabei dockt Insulin an speziellen Rezeptoren Ihrer Körperzellen an und fungiert als Türöffner, sodass die Nährstoffe in das Innere der Zelle marschieren können. Hat die Zelle genügend Nährstoffe aufgenommen, zieht sie ihre Insulin-Rezeptoren ein (Down-Regulation). Das ist ein ganz natürlicher Regelmechanismus, mit dem sich Ihre Körperzellen vor einer Überzuckerung schützen, wenn zu viel Zucker in Ihrem Blut ist.

Insulinresistenz blockiert Ihr Abspeckvorhaben
Sind die Insulinrezeptoren erst einmal eingefahren, sind die Zellen gegen Insulin unempfindlich (insulinresistent). Trotzdem be-

finden sich immer noch Nährstoffe im Blut, die jetzt gemeinsam mit dem Insulin vor verschlossenen Zellen stehen. Ihr Körper versucht, den Blutzuckerspiegel zu senken, und schickt neues Insulin los, das aber an den Zellen kaum noch eine Wirkung erzielt. Also sucht sich das Hormon neue Aufgaben und steuert Ihr Fettgewebe an. Hier öffnet Insulin aber nicht nur die Türen zur Einlagerung von Fetten, die beispielsweise aus dem unverbrauchten Zucker aufgebaut werden, sondern blockiert auch die Ausgangstüren. Ein Abbau von Fettdepots ist in dieser Stoffwechsel-Situation undenkbar. Für Sie heißt das: Packen Sie das Übel an der Wurzel und bringen Sie Ihren Stoffwechsel wieder ins Gleichgewicht – damit Sie sich endlich von Ihren überflüssigen Polstern befreien können.

So halten Sie Ihr Insulin unter Kontrolle

- Bewegen Sie sich so viel wie möglich – jeder Schritt zählt.
- Ersetzen Sie Weißbrot durch Vollkornbrot.
- Essen Sie täglich fünf Portionen Obst und Gemüse.
- Nudeln und Reis sind für Sie nur kleine Beilagen.
- Hülsenfrüchte (Linsen, Erbsen) haben eine hohe Sättigungswirkung und halten den Blutzuckerspiegel niedrig.
- Essen Sie Süßigkeiten nicht auf nüchternen Magen.
- Verzichten Sie auf zuckerhaltige Getränke.

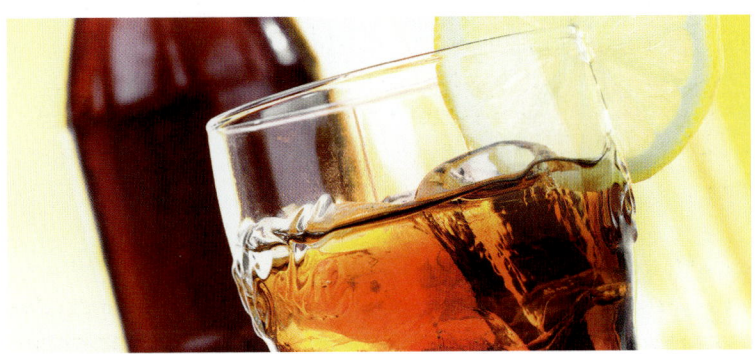

Verzichten Sie auf zuckerhaltige Getränke.

Folgeerkrankungen sind tückisch

Ganz gleich, ob Ihrem Körper Insulin fehlt oder Ihre Körperzellen gegen das Hormon abgestumpft sind (Insulinresistenz): Die Folge ist, dass der Zucker aus Ihrer Nahrung nicht mehr in Ihre Zellen eingeschleust werden kann. Stattdessen bleibt er im Blut, und ein dauerhaft erhöhter Blutzuckerspiegel kann sich sehr negativ auf Ihre Gesundheit auswirken. Die kleinen und großen Blutgefäße können geschädigt werden (Mikroangiopathie und Makroangiopathie), ebenso die Nerven und Organe.

Die Folgeerkrankungen des Diabetes können dramatisch verlaufen: Typisch sind Augenerkrankungen, mit der Gefahr, dass Sie Ihr Augenlicht verlieren, oder Nierenschäden bis hin zu einem Nierenversagen. Außerdem treten Nervenschäden und Durchblutungsstörungen auf, insbesondere an den Füßen („diabetischer Fuß"), so lässt dann beispielsweise das Schmerz- und Temperaturempfinden an den Füßen nach. Als Folge spüren Sie Druckstellen oder Fußverletzungen nicht und Wunden heilen nur schlecht. Nicht selten enden solche Schädigungen in einer Amputation. Auch Ihr Herz-Kreislauf-System wird stark in Mitleidenschaft gezogen, wodurch sich Arteriosklerose, Schlaganfall oder Herzinfarkt entwickeln können. Laut der Forschergruppe Diabetes e. V. am Helmholtz-Zentrum in München sind etwa 75 Prozent aller Todesfälle bei Diabetikern eine Folge von Herz-Kreislauf-Erkrankungen.

Diabetes kann verheerende Spätfolgen haben
- Arteriosklerose (Arterienverkalkung)
- Herzinfarkt und Schlaganfall
- Diabetischer Fuß
- Diabetische Retinopathie (Netzhauterkrankung)
- Diabetische Nephropathie (Nierenerkrankung)
- Diabetische Neuropathie (Nervenschädigung)

Das Metabolische Syndrom – ein „tödliches Quartett"

Bereits seit Jahrzehnten sind Herz-Kreislauf-Erkrankungen die häufigste Todesursache in den Industrienationen: In Deutschland sterben jedes Jahr rund 280.000 Menschen an einem Herzinfarkt, etwa 200.000 erliegen einem Schlaganfall. Auslöser sind meistens sogenannte Wohlstandskrankheiten, die Mediziner als „Metabolisches Syndrom" oder noch treffender als „tödliches Quartett" bezeichnen:

- Übergewicht, besonders bei bauchbetonter Fetteinlagerung
- Bluthochdruck
- Ungünstige Blutfettwerte
- Erhöhter Blutzucker

Jedes dieser vier Symptome bzw. Krankheitsbilder ist ein Risikofaktor für Schäden an Ihren Blutgefäßen – Sie fördern eine Arteriosklerose (Arterienverkalkung). Je mehr Risikofaktoren gleichzeitig auftreten, desto höher ist die Gefahr, dass sich schwere Erkrankungen wie Schlaganfall oder Herzinfarkt entwickeln oder – und dies geschieht am häufigsten – ein Diabetes mellitus Typ 2.

!

Jedes Krankheitsbild des „tödlichen Quartetts" ist ein Risikofaktor für Schäden an Ihren Blutgefäßen.

Metabolisches Syndrom: Sind Sie betroffen?
Die Diagnose „Metabolisches Syndrom" wird gestellt, wenn mindestens drei der folgenden Risikofaktoren vorliegen:

- Bauchumfang: größer als 102 cm bei Männern, 88 cm bei Frauen
- Gesamtcholesterin über 200 mg/dl (5,16 mmol/l)
- Serum-Triglyzeride nüchtern über 150 mg/dl (1,69 mmol/l) oder HDL-Cholesterin unter 40 mg/dl (1,03 mmol/l) bei Männern oder 50 mg/dl (1,29 mmol/l) bei Frauen
- Blutdruck über 130/85 mmHg
- Nüchtern-Blutzucker über 110 mg/dl (6,1 mmol/l)

Bluthochdruck – die leise Gefahr

Bluthochdruck bedeutet, dass Ihre Arterien einer zu hohen Druckbelastung ausgesetzt sind, was die Blutgefäße schädigen kann. Hieraus kann sich eine Arteriosklerose entwickeln, die Vorstufe für schwerwiegende Herz-Kreislauf-Erkrankungen wie Herzinfarkt oder Schlaganfall.

Bei einem Verdacht auf Bluthochdruck werden mehrere Blutdruckmessungen erforderlich, da der Blutdruck einer großen Schwankungsbreite unterliegt. Dabei schwankt der Blutdruck nicht nur innerhalb eines Tages, sondern auch im Vergleich verschiedener Tage.

Das sagen die Blutdruckwerte aus

KATEGORIE	SYSTOLISCH	DIASTOLISCH
optimal	< 120	< 80
normal	< 130	< 85
„noch normal"	130–139	85–89
leichte Hypertonie (Schweregrad 1)	140–159	90–99
mittelschwere Hypertonie (Schweregrad 2)	160–179	100–109
schwere Hypertonie (Schweregrad 3)	> 180	> 110

Tipp

Beachten Sie, dass sich Ihre Blutdruckwerte im Laufe des Lebens etwas verändern. So steigt der systolische Blutdruck mit zunehmendem Lebensalter etwas an. Der diastolische Blutdruck erreicht bei Männern etwa zum 60. Lebensjahr und bei Frauen etwa zum 70. Lebensjahr sein Maximum und fällt danach wieder ab. Dieses Phänomen ist ganz natürlich und kommt durch Veränderungen der Blutgefäße zustande. Falls bei Ihnen weitere Risikofaktoren wie Übergewicht, Diabetes mellitus, Nieren- oder Herzerkrankungen bestehen, sollten Sie den Optimalwert anstreben, um schwere Herz-Kreislauf-Erkrankungen zu vermeiden.

Entlasten Sie Ihren Körper durch weniger Kochsalz

Neben genetischen Faktoren spielt Ihr persönlicher Lebensstil bei der Entwicklung von Bluthochdruck eine ganz entscheidende Rolle: Bewegungs- und Ernährungsgewohnheiten haben hier den größten Einfluss. Mehr über Bewegung erfahren Sie in Woche 11 (ab Seite 141). Jetzt werfen Sie gleich mal einen Blick auf Ihren Kochsalzkonsum. Tatsächlich erhöht bereits eine tägliche Aufnahme von 6 Gramm Kochsalz (Natriumchlorid) bei empfindlichen Menschen den Blutdruck.

Versuchen Sie einfach weniger Kochsalz zu essen, das ist der natürlichste Weg, Ihren Blutdruck zu senken. Als Diabetiker mit Bluthochdruck profitieren Sie sogar ganz besonders von einer salzarmen Kost, weil Ihr Körper durch die Erkrankung Kochsalz schlechter über die Nieren ausscheiden kann. Ein hoher Kochsalzkonsum kann bei Diabetikern zu einer nachlassenden Nierenfunktion, Eiweißverlusten und Veränderungen des Nierengewebes führen. Auch wenn Sie Ihren Kochsalzkonsum nur um kleine Mengen senken, entlastet das Ihren Körper beträchtlich.

Kochsalz steckt nicht nur im Salzstreuer

Die Deutsche Gesellschaft für Ernährung (DGE) rät dazu, nicht mehr als 6 Gramm Kochsalz pro Tag aufzunehmen, was einem gestrichenen Teelöffel entspricht. Durch den schnellen Griff zum Salzsteuer und einem häufigen Verzehr von Fast Food kann Ihre Kochsalzaufnahme regelrecht in die Höhe schnellen. Besonders salzreich sind viele verarbeitete Lebensmittel, auch wenn diese gar nicht salzig schmecken. Etwa ein Drittel Ihres Salzkonsums geht auf Backwaren wie Brot und Brötchen zurück. Aber auch mit Fleisch- und Wurstwaren sowie Käse und Fertiggerichten nehmen Sie reichlich Kochsalz auf.

Als Verbraucher können Sie bei verpackten Lebensmitteln nur schwer erkennen, wie viel Kochsalz tatsächlich darin steckt. Meist ist auf dem Etikett nur der Natriumwert angegeben,

!

Mit Brot, Brötchen, Fleisch- und Wurstwaren sowie Käse und Fertiggerichten nehmen Sie reichlich Kochsalz auf.

der Ihnen den Salzgehalt verrät, wenn sie ihn mit dem Faktor 2,5 multiplizieren. Ab 2016 tritt eine neue Nährwertkennzeichnung in Kraft. Dann sind die Hersteller verpflichtet, bei verarbeiteten Lebensmitteln die Kochsalzmenge pro 100 Gramm anzugeben.

Übrigens brauchen Sie keine Spezialprodukte. „Streng natriumarme" oder „natriumarme" Lebensmittel sind nur bei schwerer Herzmuskelschädigung oder schwerer Nierenerkrankung nach ärztlicher Beratung erforderlich.

Wie viel Kochsalz steckt in Lebensmitteln?

LEBENSMITTEL	KOCHSALZGEHALT in g
150 g Räucherlachs	7,0
1 Matjesfilet (80 g)	5,0
1 Döner (500 g)	4,2
10 schwarze Oliven, eingelegt	4,1
1 Currywurst mit Sauce (180 g)	3,2
1 Pizza Salami (350 g)	2,9
1 Cheeseburger	1,9
200 g Gewürzgurken, Glas	1,7
1 Scheibe geräucherter Schinken (20 g)	1,1
200 g Gemüseerbsen, Konserve	1,1
1 Portion Schmelzkäse (30 g)	0,9
1 Scheibe Gouda (30 g)	0,5
150 g Lachs, frisch	0,2
1 Scheibe Bratenaufschnitt (20 g)	0,05
200 g Salatgurke, frisch	0,015
200 g Gemüseerbsen, frisch oder TK	0,01

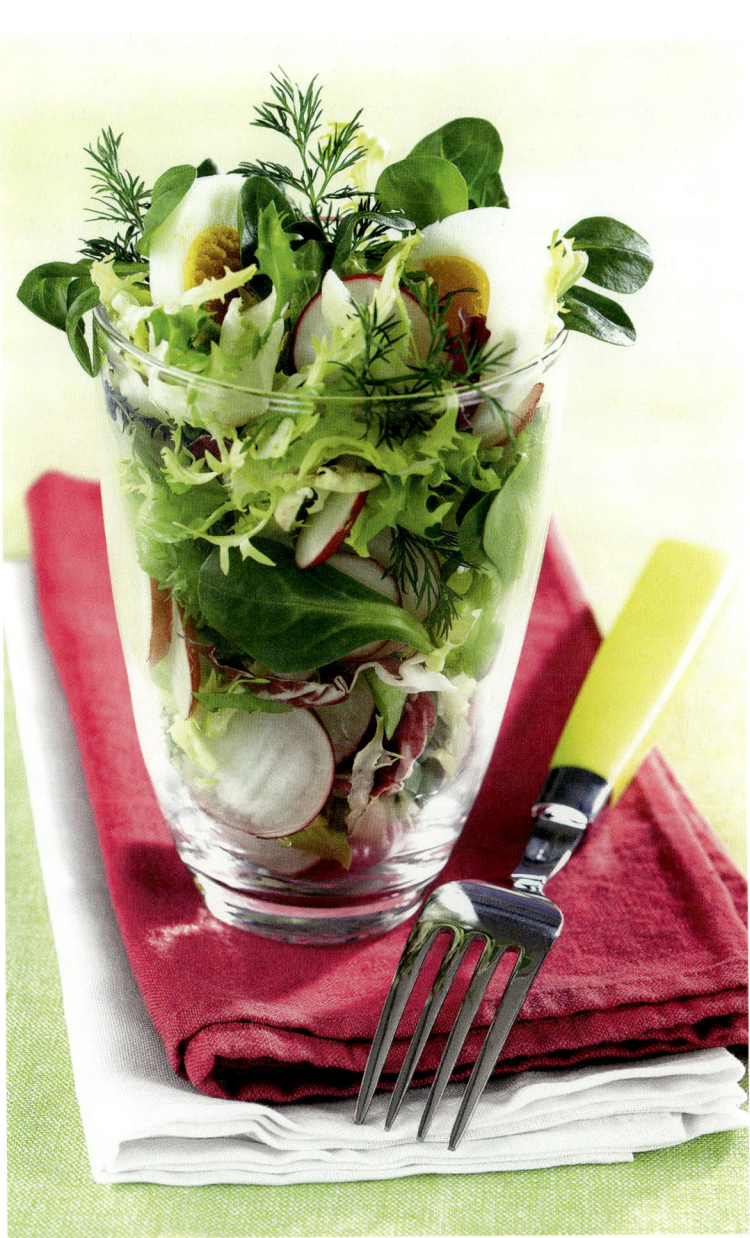

Frische, naturbelassene Lebensmittel enthalten weniger Kochsalz als Fertiggerichte.

So senken Sie Ihren Kochsalzkonsum

* Vergessen Sie den Salzstreuer. Würzen Sie lieber mit frischen oder getrockneten Kräutern wie Rosmarin, Schnittlauch und Thymian.
* Ihre erste Wahl sind naturbelassene Lebensmittel wie frisches Obst und Gemüse, Joghurt, Quark und Frischkäse, Müsli, purer Fisch und pures Fleisch – sie sind nahezu salzfrei.
* Kochen Sie so oft es geht selbst: Nur bei selbst zubereiteten Speisen können Sie sicher sein, wie viel Kochsalz tatsächlich in Ihren Mahlzeiten steckt.
* Setzen Sie bei Käse und Wurstwaren auf kleine Mengen. 50 Gramm Wurst oder Käse enthalten bereits bis zu 2 Gramm Kochsalz!
* Machen Sie einen Bogen um gepökelte, gesalzene und geräucherte Fleisch- und Fischwaren, Fertiggerichte, Fast Food, Lebensmittel aus Konserven und Salzgebäck.
* Meiden Sie im Restaurant Suppen und Saucen. Wählen Sie lieber Folienkartoffeln, Gemüse, Reis, gekochten oder gegrillten Seefisch oder gegrilltes Fleisch.

Sind Ihre Blutfettwerte aus dem Ruder gelaufen?

Als Blutfette bezeichnen Mediziner zunächst ganz allgemein die Werte für Cholesterin und Triglyzeride im Blut. Beide Stoffe haben wichtige Aufgaben in Ihrem Körper und sind völlig unschädlich, wenn ihre Konzentrationen im Normbereich liegen. Sind Ihre Cholesterin- und Triglyzeridwerte jedoch langfristig zu hoch, kann das zu einer Arteriosklerose beitragen, die wiederum zu Herzinfarkt, Schlaganfall oder Netzhautschäden am Auge führen kann. Grund für erhöhte Blutfettwerte kann eine genetische Veranlagung sein, meist sind sie aber die Folge einer ungesunden Ernährung.

Der feine Unterschied: „gutes" und „böses" Cholesterin

Die Nährstoffe Fett und Cholesterin sind nicht wasserlöslich und werden für den Transport in Ihrem Blut daher besonders verpackt. Dabei entstehen sogenannte Lipoproteine wie das HDL-Cholesterin (high density lipoprotein = Transportprotein mit hoher Dichte) und LDL-Cholesterin (low density lipoprotein = Transportprotein mit geringer Dichte).

Das „böse" LDL-Cholesterin ist an der Entstehung von Arterienverkalkungen beteiligt. Das „gute" HDL-Cholesterin ist dagegen die herzfreundliche Transportform von Cholesterin. Es bringt überschüssiges Cholesterin zurück zur Leber, dort wird es zu Gallensäuren umgebaut und mit dem Gallensaft in den Darm ausgeschieden. So verringert das HDL tatsächlich die Cholesterinbelastung in Ihrem Blut und schützt Sie vor Ablagerungen an Ihren Gefäßen. Die HDL-Werte können Sie selbst sehr gut positiv beeinflussen:

- Werden Sie aktiv. Regelmäßige körperliche Bewegung in Form von Ausdauersport ist die wirksamste Maßnahme, mit der Sie Ihre HDL-Werte steigern.
- Bauen Sie Übergewicht ab.
- Trinken Sie wenig Alkohol.

> **!**
>
> HDL-Cholesterin ist das „gute", LDL-Cholesterin ist das „schlechte" Cholesterin.

Ihr Arzt betrachtet nicht nur den Gesamtcholesterinwert, sondern bestimmt auch die Werte für HDL- und LDL-Cholesterin. Ist Ihr HDL-Wert hoch und Ihr LDL-Wert niedrig, ist das positiv – im umgekehrten Fall besteht ein erhöhtes Risiko für Arteriosklerose und damit für Herz-Kreislauf-Erkrankungen. Darüber hinaus ist es wichtig, wie viele weitere Risikofaktoren vorliegen. Risikofaktoren für Arteriosklerose sind:

- Rauchen
- Übergewicht
- Bewegungsmangel
- Diabetes Typ 2
- Genetische Veranlagung

!

Mehr über choleste-
rinbewusste
Ernährung erfahren
Sie auf Seite 117.

Auswirkung der Cholesterinwerte auf das Risiko für Arteriosklerose

Leicht erhöhtes Risiko
- Gesamtcholesterin 200–300 mg/dl (5,2–7,7 mmol/dl)
- LDL-Cholesterin über 160 mg/dl (4,1 mmol/l)
- HDL mindestens 40 mg/dl (1,03 mmol/l)
- Triglyzeride unter 150 mg/dl (1,69 mmol/l)

Mäßig erhöhtes Risiko
- Gesamtcholesterin 200–300 mg/dl (5,2–7,7 mmol/dl)
- LDL-Cholesterin über 130 mg/dl (3,4 mmol/l)
- HDL-Cholesterin unter 40 mg/dl (1 mmol/dl)

Hohes Risiko
- Gesamtcholesterin über 300 mg/dl (7,7 mmol/dl)
- LDL-Cholesterin über 100 mg/dl (2,6 mmol/l)
- HDL-Cholesterin unter 40 mg/dl (1 mmol/dl)

Welche Rolle spielen Triglyzeride?

In Triglyzeriden stecken Fettsäuren, die Hauptenergieträger Ihres Körpers. Gerade bei Übergewicht steigen diese Blutfettwerte oft an, da auch Ihre Fettpölsterchen fast ausschließlich aus Triglyzeriden bestehen. Insbesondere bei einem ungünstigen Verhältnis von HDL- und LDL-Cholesterin werden erhöhte Triglyzeridwerte zu einer Gefahr für Ihre Gefäße, denn sie beeinflussen das Fließverhalten Ihres Blutes negativ. Durch sie wird das Blut „dicker" und fließt langsamer, und das begünstigt die Bildung von Blutgerinnseln, die Ihre Gefäße verstopfen können. Die gute Nachricht: Gerade erhöhte Triglyzeridwerte sind durch ein paar Änderungen insbesondere der Essgewohnheiten meistens in den Griff zu bekommen.

!

Erhöhte Triglyzerid-
werte sind meis-
tens gut in den
Griff zu bekommen.

Als normal gilt ein Wert von unter 200 mg/dl (2,26 mmol/l). Besteht bei Ihnen aber ein hohes Risiko für einen Herzinfarkt, wird Ihr Arzt mit Ihnen besprechen, welche Werte für Sie ideal sind.

So senken Sie erhöhte Triglyzeridwerte:

- Bauen Sie Übergewicht ab.
- Steigern Sie Ihre körperliche Bewegung auf mindestens zwei Stunden pro Woche.
- Schränken Sie Ihren Alkoholkonsum ein. Am besten verzichten Sie ganz auf alkoholische Getränke. Möglicherweise reicht dies allein schon aus, um Ihre Triglyzeridwerte zu normalisieren.
- Meiden Sie Zucker, der schnell ins Blut schießt, wie Trauben- oder Haushaltszucker. Er wirkt sich ungünstig auf Ihre Triglyzeridwerte aus. Vorsicht bei zuckerhaltigen Getränken (Limonaden) und Süßigkeiten, die besonders schnell verfügbaren Zucker liefern.
- Ernähren Sie sich fettarm und sparen Sie vor allem an tierischen Fetten.

Körperliche Bewegung und eine gesunde fettarme Ernährung können helfen, erhöhte Blutfettwerte abzubauen.

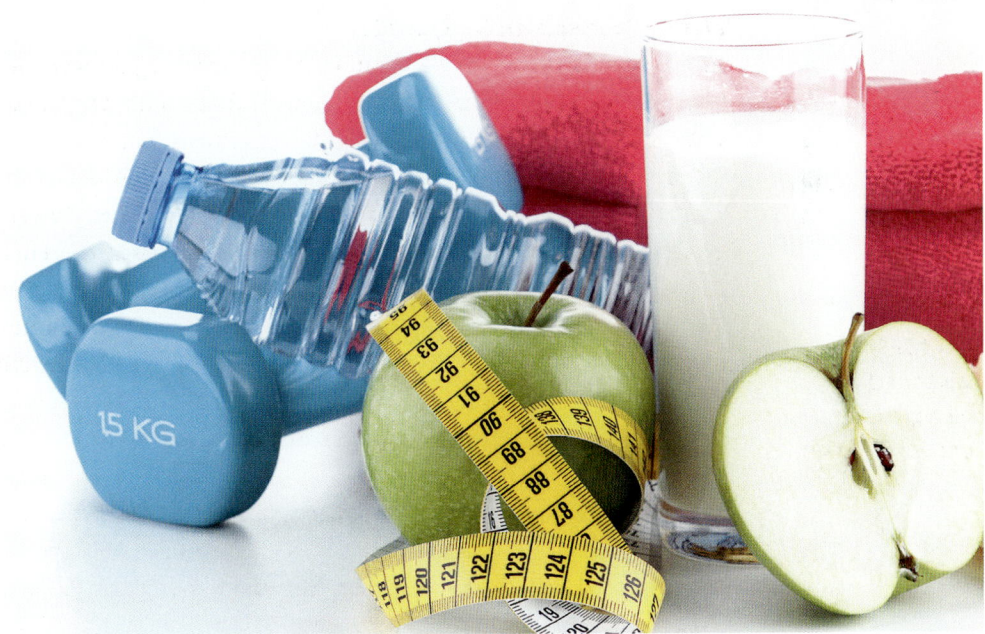

IHRE AUFGABEN FÜR DIESE WOCHE

1 Spüren Sie Ihre Risikofaktoren für das metabolische Syndrom auf:

Mein Bauchumfang: _____   Mein Ziel: _____

Mein Blutdruck: _____   Mein Ziel: _____

Mein Gesamtcholesterin: _____   Mein Ziel: _____

Meine Blutfette:

• Serum-Triglyzeride: _____

• HDL-Cholesterin: _____

• LDL-Cholesterin: _____   Mein Ziel: _____

Mein Nüchtern-Blutzucker: _____   Mein Ziel: _____

2 Welche Werte möchten Sie verbessern?

_____

3 Welche Ursachen könnten schlechte Werte haben? Seien Sie bitte ehrlich zu sich selbst.

_____

4 Überlegen Sie, welche Maßnahmen Sie ergreifen können, um Ihre Werte zu verbessern. Besprechen Sie Ihre Pläne auch mit Ihrem Arzt.

_____

5 Legen Sie zwei konkrete Dinge fest, die Sie ab dieser Woche in Ihrem Leben ändern möchten:

a) _____

b) _____

REZEPTE

Kartoffeln nach Jäger Art

Nährwert pro Portion:
262 Kilokalorien/1095 Kilojoule
7 g Eiweiß
8 g Fett
38 g Kohlenhydrate
~ 4 BE

Zutaten für 2 Personen
½ kg kleine Kartoffeln
4 Schalotten
10 Champignons
1 EL Rapsöl
Salz, Pfeffer
½ Bund Petersilie

Zubereitung
Die Kartoffeln als Pellkartoffeln garen und schälen. Die Schalotten schälen und in kleine Würfel schneiden. Die Pilze putzen und vierteln.
Das Öl in einem Topf erhitzen und die Schalotten darin andünsten, Pilze dazugeben und kurz mitgaren. Die Kartoffeln zu der Pilzmasse geben, mit Salz und Pfeffer würzen.
Petersilie waschen, trocknen und fein hacken. Über die Kartoffeln streuen und servieren.

Thunfisch-Sandwich

Nährwert pro Portion:
371 kcal /1551 kJ
27 g Eiweiß
19 g Fett
24 g Kohlenhydrate
~ 2 BE

Zutaten für 2 Personen
4 Scheiben Vollkorntoastbrot
4 Blätter Eisbergsalat
1 Dose Thunfisch naturell
1 kleine Zwiebel
½ rote Paprikaschote
4 TL Joghurt, 1,5 % Fett
4 TL saure Sahne, 10 % Fett
2 TL Senf
Salz, Pfeffer
Paprika edelsüß
2 Zweige Petersilie

Zubereitung
Das Brot toasten. Den Eisbergsalat waschen, putzen, trocken tupfen und auf zwei Toastscheiben verteilen. Den Thunfisch in mundgerechte Stücke teilen, die Zwiebel schälen und in Scheiben schneiden. Die Paprikaschote waschen, putzen und in Streifen schneiden. Joghurt mit saurer Sahne und Senf vermischen und mit Salz, Pfeffer und Paprika kräftig würzen. Die Sauce mit Thunfisch, Zwiebeln und Paprika vermischen und auf den Salatblättern verteilen. Die Petersilie fein hacken und auf den belegten Toastscheiben verteilen. Die beiden anderen Toastscheiben auflegen.

3. WOCHE
Übergewicht abbauen bei Diabetes

Neben einer erblichen Veranlagung ist Übergewicht eine der wichtigsten Ursachen dafür, dass sich eine Insulinresistenz entwickeln kann. Denn Fettgewebe ist kein reiner „Ballast", sondern ganz im Gegenteil ein hochaktives Gewebe. Das gilt ganz besonders für Bauchfett, das beispielsweise Hormone und Entzündungsbotenstoffe freisetzt, die eine Insulinresistenz und damit die Entwicklung des Typ-2-Diabetes fördern. Hier gibt es aber auch eine richtig gute Nachricht: Keiner profitiert so stark von einer Gewichtsabnahme wie Diabetiker vom Typ 2. Sobald Ihre Pfunde purzeln, hat das positive Auswirkungen auf Ihren Blutzucker. Wenn Ihr Fettgewebe weniger wird, reagiert Ihr Körper wieder empfindlicher auf das noch vorhandene Insulin. Hier haben Sie die Chance, wieder normale Blutzuckerwerte zu erreichen – ganz ohne Tabletten und Insulinspritzen.

Wann müssen Sie abnehmen?

Es gibt heute ganz unterschiedliche Methoden, mit denen Sie prüfen können, ob Sie wirklich zu viel Speck auf den Hüften haben. Neben dem Gewicht, das Sie auf die Waage bringen, ist die Körperfettverteilung ein wichtiger Faktor.

Der Broca-Index – die klassische Faustformel

!

Normalgewicht = Körpergröße in cm minus 100

Die einfachste Methode, Ihr Gewicht ganz schnell zu beurteilen, ist sicherlich die Formel nach dem französischen Wissenschaftler Paul Broca: Nehmen Sie einfach Ihre Körpergröße in Zentimetern und ziehen Sie davon die Zahl 100 ab. Das Ergebnis ist Ihr Normalgewicht nach Broca.

Liegt Ihr Gewicht etwa 10 Prozent unter oder über dem Normalgewicht nach Broca, ist das noch kein Grund zur Besorgnis. Leiden Sie aber an Bluthochdruck, Diabetes mellitus oder Fettstoffwechselstörungen, sollten Sie Ihr Gewicht dennoch genau beobachten. Bei einem Körpergewicht, das 20 Prozent über dem Broca-Gewicht liegt, leidet die Gesundheit und es heißt runter mit den Pfunden.

Der Körpermasse-Index (BMI)

Der BMI (Body-Mass-Index) hat sich international zur Beurteilung des Körpergewichts durchgesetzt. Da dieser Wert meistens eng mit dem Körperfettgehalt zusammenhängt, ist er zur Beurteilung des Risikos von Übergewicht besonders gut geeignet, hat aber auch seine Schwächen: Der BMI unterscheidet nicht zwischen Fett- und Muskelmasse. Eine schwergewichtige Sportskanone mit stattlichen Muskelpaketen hat automatisch einen hohen BMI. Speck auf den Rippen wird man hier aber vergeblich suchen und abnehmen ist natürlich auch kein Thema. Bringen Sie keine großen Muskelpakete auf die Waage, ist der BMI aber ein guter Richtwert: Versuchen Sie das Normalgewicht nach dem BMI zu erreichen (siehe Tabelle).

!

Versuchen Sie das Idealgewicht nach dem BMI zu erreichen.

So rechnen Sie Ihren BMI aus:

$$BMI = \frac{\text{Körpergewicht in kg}}{\text{Quadrat der Körperlänge (m}^2\text{)}}$$

Beispiel:
Größe: 1,68 m
Gewicht: 75 kg

$$BMI = \frac{75}{1,68 \times 1,68} = 26,57$$

Bewertung des BMI (nach der höchsten Lebenserwartung)

KLASSIFIKATION	BMI MÄNNER	BMI FRAUEN
Untergewicht	< 20	< 19
Normalgewicht	20–25	19–24
leichtes Übergewicht	25–30	24–30
deutliches Übergewicht	30–40	30–40

BMI nach Alter

ALTERSGRUPPE IN JAHREN	WÜNSCHENSWERTER BMI
19–24	19–24
25–34	20–25
35–44	21–26
45–54	22–27
55–64	23–28
> 65	24–29

> **!**
>
> Mit steigendem Alter dürfen Sie ruhig etwas mehr wiegen. Bei einem BMI ab 30 ist jedoch grundsätzlich notwendig, das Gewicht zu reduzieren.

Warum der Apfel das Problem ist

Sind Sie der Apfeltyp oder doch eher eine Birne? Bei dem Apfeltyp sitzen die Pölsterchen wie ein Schwimmring auf den Hüften, das ist typisch für Männer, die oft mit eher schlanken Beinen und einem Kugelbauch daherkommen. Frauen neigen eher zum Birnentyp – also einem Fettansatz an Po und Beinen.

Die gute Nachricht: Bauchfett werden Sie schneller los als Fettpolster an Beinen und Po. Die schlechte Nachricht: Das Fett am Bauch ist gefährlicher als Speck an anderen Körperstellen. Das Fettgewebe im Bauch ist aktiv an Ihrem Stoffwechsel beteiligt und begünstigt die Entstehung von Ablagerungen in den Blutgefäßen. Folgen dieser Arterienverkalkung können Herzinfarkt oder Schlaganfall sein. Daher sind übergewichtige Apfeltypen für Stoffwechselkrankheiten wie Diabetes Typ 2 oder Bluthochdruck anfälliger.

Hingegen sind die normalen (!) weiblichen Rundungen des Birnentyps mit einem Fettansatz an Po und Oberschenkeln nicht ungesund, aber ausgesprochen hartnäckig. Wenn Sie sich von diesen Pölsterchen befreien möchten, brauchen Sie einfach etwas mehr Geduld. Aber auch hier spielt natürlich das Gewicht eine Rolle: Bei deutlichem Übergewicht sollten auch Birnen abnehmen. Eine gute Waffe gegen den Speck an Oberschenkeln und Po ist Ausdauertraining wie Walking, Radfahren oder Treppensteigen.

Wichtig

Ihr Bauchumfang gibt wichtige Hinweise darauf, ob Ihre Körperform eine Gesundheitsgefahr darstellt. Messen Sie Ihren Bauchumfang im Stehen, mit freiem Oberkörper. Legen Sie das Maßband in der Mitte zwischen dem unteren Rippenbogen und der Oberkante des Beckenkamms an, also etwa zwei Querfinger oberhalb des Beckenkamms. Messen Sie während der Ausatmungsphase.

Frauen:
- Bauchumfang über 80 cm: mäßig erhöhtes Gesundheitsrisiko
- Bauchumfang über 88 cm: deutlich erhöhtes Gesundheitsrisiko

Männer:
- Bauchumfang über 94 cm: mäßig erhöhtes Gesundheitsrisiko
- Bauchumfang über 102 cm: deutlich erhöhtes Gesundheitsrisiko

! Das Fett am Bauch ist gefährlicher als Speck an anderen Körperstellen.

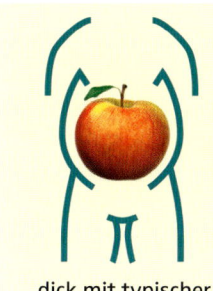 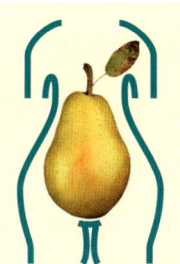 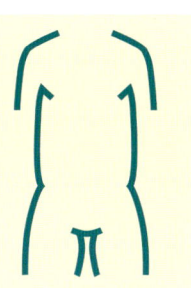

| dick mit typischer Apfelform | dick mit klassischer Birnenform | schlank mit normaler Verteilung |

Körperfettverteilung

Warum sich Übergewicht überhaupt entwickelt

Immer mehr Deutsche sind zu dick und werden sogar immer dicker. Auch Kinder kämpfen inzwischen schon mit starken Gewichtsproblemen. Wo so viele Menschen unter dem gleichen Problem leiden, stellt sich natürlich die Frage nach den Ursachen. Meistens sind drei Faktoren dafür verantwortlich, wenn sich zu viel Hüftgold ansammelt: Veranlagung, Bewegungsmangel und Ernährung.

Veranlagung – alles eine Frage der Gene?

Tatsächlich haben manche Menschen eine genetisch bedingte Neigung, Fett zu speichern. Oft werden sie „gute Futterverwerter" genannt. Dagegen gibt es auch Menschen, die Unmengen vertilgen, aber einfach nicht dick werden, weil ihr Körper das Fett nicht so gut speichern kann. Für unsere Vorfahren war die Fähigkeit, schnell Fett anzusetzen, ein großer Überlebensvorteil: Dickere Menschen hatten in Zeiten der Hungersnot genügend Fettreserven, um eine Weile davon leben zu können. In der heutigen Zeit, bei der ständigen Verfügbarkeit von Lebensmitteln, ist diese Veranlagung aber kein Pluspunkt mehr. Allerdings muss sie nicht zwangsläufig zu Übergewicht führen, da dabei noch andere Faktoren eine Rolle spielen. Sie haben es selbst in der Hand.

Bewegungsmangel macht dick und krank

Wir führen heutzutage ein bequemes Leben: Büroarbeit, Auto, Fernseher, Kino, Rolltreppen, Fahrstühle und Computer sorgen dafür, dass wir uns zu wenig bewegen. Aber gerade das ist Gift für Ihre Gesundheit. Erst durch Bewegung geben Sie Ihrem Körper die Chance, überflüssige Kalorien zu verbrennen. Alles, was Ihr Körper nicht verbrennt, wandert als Speck auf Ihre Hüften. Bewegungsmangel fördert so indirekt, aber auch direkt die Entstehung vieler Krankheiten wie Diabetes mellitus, Herzinfarkt oder Schlaganfall.

Ernährung – die Energiebilanz muss stimmen

Statistiken zeigen es immer wieder: Wir Deutschen essen einfach zu viel, zu süß und zu fett. Hier ein paar typische Kalorienfallen:

- Fertiggerichte
- Snacks für zwischendurch: Schokoriegel, Schokolade, Chips, Kekse, Torten und Gebäck
- Alkohol: Bier, Wein, Cocktails
- Fast Food: Pommes frites, Burger, Würstchen & Co.
- Wurst und fettes Fleisch

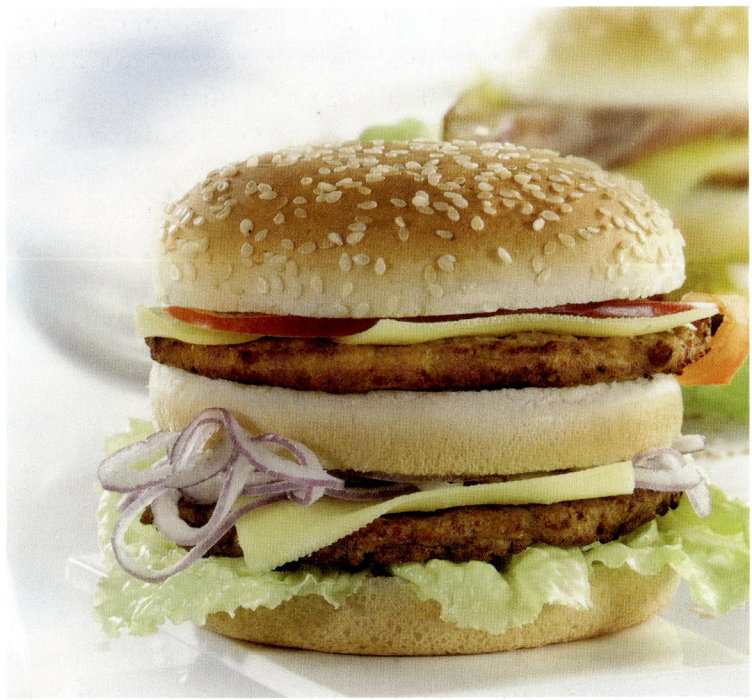

Fast Food ist eine typische Kalorienfalle und ungünstig für Ihre Energiebilanz.

Die gute Nachricht: Es ist nie zu spät, gegen Gewichtsprobleme aktiv und erfolgreich anzugehen. Durch körperliche Bewegung und eine bewusste Ernährung mit natürlichen Lebensmitteln gelingt es Ihnen Schritt für Schritt und in jedem Alter.

Dabei ist die Grundregel ganz einfach: Sie nehmen nur so viele Kalorien zu sich, wie Sie auch verbrauchen. Ob Ihre Energiebilanz stimmt, zeigt Ihnen Ihre Waage an.

So bestimmen Sie Ihren täglichen Energiebedarf

Die folgende Formel setzt Ihr Sollgewicht (siehe Broca-Formel) in Bezug zur Kategorie Ihrer körperlichen Belastung und berechnet so Ihren durchschnittlichen täglichen Energiebedarf.

Dies kann nur ein Anhaltspunkt sein, da hier beispielsweise sportliche Betätigungen nicht berücksichtigt werden. Dennoch dient es als eine Richtlinie.

- Bei leichter körperlicher Arbeit wie Bürotätigkeit, Hausfrau, Autofahrer: Sollgewicht x 35 Kilokalorien
- Bei mittlerer körperlicher Arbeit wie Zustelldienst, Verkäuferin, Autoschlosser: Sollgewicht x 45 Kilokalorien
- Bei schwerer körperlicher Arbeit wie Baugewerbe, Masseur, Landwirt: Sollgewicht x 55 Kilokalorien

Beispiel: Sie arbeiten im Büro und haben ein Sollgewicht von 80 Kilogramm, dann beträgt Ihr täglicher Energiebedarf 2.800 Kilokalorien (80 kg x 35 Kilokalorien).

Was bewirkt eine Gewichtsabnahme bei Diabetes?

Wenn Ihr Arzt bei Ihnen einen Diabetes festgestellt hat, lautet die wichtigste Devise: Achten Sie auf Ihr Körpergewicht! Das heißt dann meistens, dass Sie ein paar Kilo abnehmen müssen. Allein durch eine Gewichtsabnahme sinken bei vielen Diabetikern bereits die Blutzuckerwerte. Denn wenn Sie Ihr Fettgewebe verringern, reagiert Ihr Körper wieder empfindlicher auf das noch vorhandene Insulin. Das Ziel der Ernährungstherapie bei Diabetes ist eine gute Einstellung Ihres Stoffwechsels, um Spätschäden vorzubeugen. So erreichen Sie nahezu normale Blutzuckerwerte, vermeiden stärkere Blutzuckerschwankungen und verbessern Ihre Blutfettwerte. Das ist viel einfacher als Sie denken.

Jetzt heißt es, Übergewicht abzubauen und mehr Bewegung in Ihr Leben zu bringen. Auch kleine Schritte führen Sie bereits zu großen Erfolgen. Mit jedem Kilogramm Übergewicht, das Sie abbauen, verbessert sich die Insulinwirkung wieder und Ihre Blutzuckerwerte sinken. Durch den Abbau von Übergewicht können viele Diabetiker die Behandlung mit Insulin über Jahre hinauszögern oder sogar ganz verhindern. Oft reicht es bereits, wenn Sie vier bis fünf Kilo abnehmen, um Ihre Blutzuckerwerte wieder zu normalisieren. Falls Sie trotzdem Medikamente einnehmen müssen, kommen Sie dann meistens mit einer geringeren Dosis aus. Es lohnt sich also für Sie als Diabetiker ganz besonders, ein paar Kilo abzuspecken. Wie Sie das erfolgreich bewerkstelligen, erfahren Sie im nächsten Kapitel, in der Woche 4.

!

Oft reicht es bereits, vier bis fünf Kilo abzunehmen, um die Blutzuckerwerte wieder zu normalisieren.

IHRE AUFGABEN FÜR DIESE WOCHE

1 Ermitteln Sie Ihr individuelles Idealgewicht nach dem BMI oder dem Broca-Index.

_____

2 Ermitteln Sie Ihren täglichen Energiebedarf.

Sollgewicht: _____ x _____

3 Was ist Ihr Zielgewicht und wie viele Kilos müssen Sie dafür abnehmen?

Zielgewicht: _____ /_____ kg

So viel muss runter: _____ kg

4 Erstellen Sie einen Zeitplan, in welchen Schritten Sie Ihr Ziel erreichen möchten. Dieser könnte beispielsweise so aussehen:

	MEINE GEWICHTSABNAHME
1. Woche	
2. Woche	
3. Woche	
4. Woche	
Zwischenziel nach einem Monat	
5. Woche	
6. Woche	
7. Woche	
8. Woche	
Zwischenziel nach zwei Monaten	

Tipp: Bleiben Sie realistisch: Um 1 Kilo körpereigenes Fett abzubauen, müssen Sie 7.000 Kalorien einsparen oder durch Bewegung zusätzlich verbrennen. Wenn Sie in zwei Wochen 1 Kilo verlieren, sind Sie auf einem guten Weg.

REZEPTE

Minestrone

Nährwert pro Portion (ca. 250 ml):
326 kcal/1363 kJ
18 g Eiweiß
17 g Fett
18 g Kohlenhydrate
0 BE

Zutaten für 2 Portionen
2 dünne Scheiben geräucherter Schinken
1 rote Zwiebel
1 Knoblauchzehe
1 Möhre, 1 Zucchini
100 g Mangold oder Spinat
100 g weiße Bohnen aus der Dose
½ Bund Basilikum
1 EL Olivenöl
1 Dose geschälte Tomaten (ca. 400 g)
½ Glas Rotwein
250 ml Gemüsebrühe
Salz, Pfeffer
30 g Parmesan

Zubereitung
Den Schinken in schmale Streifen schneiden. Die Zwiebel und die Knoblauchzehe schälen und fein würfeln. Möhre putzen, schälen und in Stücke schneiden. Zucchini und Mangold waschen und putzen, Zucchini in Scheiben schneiden und den Mangold grob zerkleinern. Die Bohnen abtropfen lassen. Basilikum waschen und in feine Streifen schneiden. Das Öl erhitzen, Schinken, Zwiebeln, Knoblauch und Möhren darin andünsten. Bei niedriger Hitze ca. 15 Minuten garen, bis alle Zutaten weich sind. Tomaten, Zucchini und Wein hinzufügen und 15 Minuten köcheln lassen. Dann Mangold, Brühe und Bohnen zugeben und nochmals ca. 5 Minuten köcheln lassen. Die Minestrone mit Salz und Pfeffer würzen und Basilikum einrühren. Den Parmesan reiben und über die Minestrone streuen.

Warmer Zucchini-Mozzarella-Toast

Nährwert pro Portion :
323 kcal/1350 kJ
14 g Eiweiß
17 g Fett
27 g Kohlenhydrate
~ 2 BE

Zutaten für 2 Portionen
1 Zucchini, 1 Zwiebel
1 Knoblauchzehe
1 EL Olivenöl
Salz, Pfeffer
2 Scheiben Vollkornbrot
½ Kugel Mozzarella, 45 % Fett i. Tr.

Zubereitung
Die Zucchini grob raspeln. Zwiebel und Knoblauchzehe schälen und in feine Würfel schneiden. Den Backofen auf 180 °C vorheizen.
Das Öl in einer beschichteten Pfanne erhitzen, Zwiebeln und Knoblauch darin glasig dünsten. Die Zucchini dazugeben, kurz mitdünsten und mit Salz und Pfeffer würzen.
Die Brotscheiben kurz toasten und die Zucchinimasse (ohne Flüssigkeit) auf den Brotscheiben verteilen. Den Mozzarella in Scheiben schneiden und auf den Broten verteilen. Im Backofen ca. 10 Minuten überbacken, bis der Käse geschmolzen ist.

4. WOCHE
Abnehmen ohne zu hungern

Sie möchten oder müssen abnehmen? Wenn Sie es schon länger versuchen, haben Sie wahrscheinlich schon so manche Diät hinter sich gebracht, mit immer dem gleichen Ergebnis: Anfangs purzeln die Pfunde, dann fällt Ihnen das Durchhalten und der ständige Verzicht immer schwerer. Ist die Hungerkur überstanden, dauert es nicht lange, und Ihr Speckgürtel taucht wieder auf – meistens noch üppiger als vorher. Es ist also eine andere Strategie gefragt. Und diese lautet: Wenn Sie dauerhaft abnehmen wollen, dürfen Sie nicht hungern, und Sie brauchen Geduld. Je langsamer Sie Ihre überflüssigen Pfunde verlieren, desto langfristiger ist Ihr Erfolg. Schließlich haben Sie sich Ihr Hüftgold ja auch nicht in einer Woche angefuttert.

> **!**
>
> Wenn Sie dauerhaft abnehmen wollen, dürfen Sie nicht hungern, und Sie brauchen Geduld.

Vergessen Sie radikale Diäten

Winterschläfer wie Igel legen sich rechtzeitig einen Winterspeck zu, bis sie kugelrund sind. In den kalten Monaten fahren sie dann ihren Stoffwechsel stark herunter, um Energie zu sparen. Genauso reagiert auch Ihr Körper auf extreme Diätzeiten. Jeder radikale Angriff auf Ihre Fettreserven führt dazu, dass Sie einfach mit deutlich weniger Energie auskommen – und das auf Dauer. Ihr Grundumsatz sinkt in den Keller. Als Grundumsatz bezeichnen Wissenschaftler die Energiemenge, die Sie ohne Bewegung für Ihre ganz normalen Körperfunktionen benötigen, wie beispielsweise Atmung, Herzschlag, Körpertemperatur. Zusammen mit dem Leistungsumsatz ergibt er den Gesamtenergiebedarf. Schon durch strenges Diäthalten über drei bis vier Wochen können Sie Ihren Grundumsatz für rund zwölf Monate aus der Bahn werfen.

Untersuchungen zeigen, dass gerade Frauen, die ständig auf Diät sind, ihren Grundumsatz und damit ihren Gesamtenergiebedarf erschreckend weit herunterfahren. Statt rund 2.000 Kalorien verbrauchen sie dann pro Tag weniger als 1.000 Kalorien. Mit einem guten Frühstück ist der gesamte Energiebedarf dann oft schon gedeckt. Dieser Effekt ist übrigens bei jedem Menschen sehr unterschiedlich. Am besten funktioniert das bei den schon erwähnten „guten Futterverwertern". Häufig ist gerade bei Menschen mit Gewichtsproblemen diese Anpassung des Grundumsatzes besonders stark ausgeprägt. Sie hungern sich durch Diäten mühsam ein paar Pfunde ab, die dann blitzschnell wieder auf ihren Hüften zu finden sind.

Blitz-Diäten machen Sie nicht nur dick, sondern auch krank

Wenn Sie mit radikalen Diäten immer wieder scheitern, ist das keineswegs ein Anzeichen dafür, dass Sie einen schwachen Charakter haben, sondern ein direkte Folge von solchen Diäten. Auch nach der Diät denkt Ihr Körper gar nicht daran, seinen Kalorienverbrauch wieder hochzufahren. Sein Ziel ist es jetzt, die verlorenen Fettreserven so schnell wie möglich wieder aufzufüllen oder besser noch ein paar zusätzliche Reserven einzulagern. Damit bereitet er sich auf die nächste Hungerszeit in Form einer Diät vor. So schaukelt sich Ihr Gewicht mit jeder Diät weiter hoch, und im schlimmsten Fall wiegen Sie nach jeder Hungerkur ein paar Kilo mehr als zuvor.

!

Wenn Sie mit radikalen Diäten scheitern, ist das kein Zeichen für einen schwachen Charakter!

Das Auf und Ab der Kilos bezeichnet man zunächst als Jojo-Effekt, schraubt sich Ihr Gewicht schließlich von Diät zu Diät nach oben, endet das Ganze in einer klassischen Diätspirale. An dieser Stelle verzweifeln viele Betroffene, da sie trotz ständiger Diätphasen immer mehr an Gewicht zulegen. Dabei macht dieser ständige Wechsel zwischen hohem und einem etwas niedrigeren Körpergewicht Sie nicht nur dick, sondern auch krank. Gerade bei einer sehr strengen Diät steigt beispielsweise Ihr Risiko zur

Bildung von Gallensteinen deutlich an. In wissenschaftlichen Studien konnte auch gezeigt werden, dass häufige Abspeckkuren mit einer anschließenden Gewichtszunahme die Gefahr von koronaren Herzkrankheiten (Arterienverkalkung, mangelnde Sauerstoffversorgung des Herzens) erhöhen.

Es geht also darum, das Gewicht langsam zu reduzieren, bis Sie Ihr Wunschgewicht erreicht haben. Dies gilt es dann zu halten. Beides gelingt nur mit einer Ernährungsumstellung in Verbindung mit mehr körperlicher Bewegung.

So verlieren Sie Ihre überflüssigen Pfunde ohne strenge Diät

- Stellen Sie Ihre Ernährung langsam um, dann geht es in kleinen Schritten zum langfristigen Erfolg.
- Nehmen Sie zum Abspecken nicht weniger als 1.200 bis 1.400 Kalorien pro Tag auf – so bremsen Sie den Jojo-Effekt aus.
- Drei Portionen Gemüse und zwei Portionen Obst pro Tag sind die Basis Ihrer Ernährung.
- Ersetzen Sie Weißmehlprodukte durch die Vollkornvarianten bei Brot, Nudeln und Reis.
- Sparen Sie an tierischen Fetten aus Fleischwaren und fettreichen Milchprodukten.
- Vorsicht vor Knabberartikeln und Süßigkeiten. Begrenzen Sie Ihre Ration pro Woche.
- Setzen Sie auf naturbelassene Lebensmittel.
- Meiden Sie Fast Food und Lebensmittel, die industriell stark verarbeitet sind, wie Fertiggerichte.
- Strenge Diätpläne haben für Sie ausgedient. Gönnen Sie sich ab und zu Ihr Lieblingsgericht, aber machen Sie sich bewusst, wie viele Kalorien darin stecken.
- Vergessen Sie absolute Verbote. Kleine Sünden sind erlaubt – aber nicht jeden Tag.

- Trinken Sie täglich mindestens 2 Liter Mineralwasser.
- Regen Sie Ihren Kalorienverbrauch durch Ausdauersport an, wie zügiges Gehen, Joggen oder Radfahren.
- Bauen Sie im Fitnesscenter durch Krafttraining Muskelmasse auf, die auch in Ruhe Kalorien verbrennt.
- Suchen Sie sich Hobbys, mit denen Sie sich vom Thema Essen ablenken.
- Kontrollieren Sie Ihr Gewicht nur einmal pro Woche.
- Steigern Sie Ihre tägliche Kalorienaufnahme nach der Phase Ihrer Gewichtsabnahme nur langsam, und zwar etwa um 100 Kilokalorien pro Woche. Legen Sie an Gewicht zu, gibt es wieder etwas weniger, bis Sie Ihr Gewicht halten.
- Vermeiden Sie Restaurantbesuche, hier fällt es oft schwer abzuschätzen, wie viele Kalorien in Ihrem Essen stecken.

> **!**
> Vergessen Sie absolute Verbote. Kleine Sünden sind erlaubt – aber nicht jeden Tag.

Drei oder sechs Mahlzeiten am Tag?

Es spricht nichts dagegen, dass Sie Ihre Energieaufnahme auf drei Mahlzeiten verteilen, soweit eine Mahlzeit nicht extrem viele Kohlenhydrate enthält, wie üppige Nudelportionen, Reisgerichte oder Kuchen. Es kann aber durchaus sinnvoll sein, dass Sie Ihre Kalorien auf fünf bis sechs kleinere Mahlzeiten verteilen: So beugen Sie Heißhunger vor und vermeiden Blutzuckerspitzen nach dem Essen.

Anteil an der Tagesenergie

MAHLZEITEN	ANTEIL DER TAGESENERGIE (kcal)
1. Frühstück	ca. 20 %
2. Frühstück	ca. 10 %
Mittagessen	ca. 30 %
Zwischenmahlzeit	ca. 10 %
Abendessen	ca. 20 %
Spätmahlzeit	ca. 10 %

Kleine Tricks, die Ihnen beim Abnehmen helfen

Besonders leicht senken Sie Ihre Kalorienaufnahme, wenn Sie an Fett sparen. Denn Fett liefert mit 9 Kilokalorien pro Gramm etwa doppelt so viele Kalorien wie 1 Gramm Eiweiß oder Kohlenhydrate. Das klingt so einfach, und trotzdem lauern überall die Fettfallen. Sogenannte versteckte Fette nehmen Sie ganz unbemerkt mit vielen industriell verarbeiteten Lebensmitteln wie Fertiggerichten, Fast Food, Knabberartikeln oder Süßwaren zu sich: Schon mit einer Portion Fleischkäse oder einer Pizza haben Sie die empfohlene Fettmenge für einen Tag schnell erreicht.

Wenn Sie abspecken möchten, versuchen Sie mit etwa 1.400 Kilokalorien pro Tag auszukommen. Daran müssen Sie sich nicht sklavisch halten – es ist nur eine Faustformel. Davon sollten weniger als 30 Prozent aus Fett stammen: Das entspricht etwa 400 Fettkalorien, also rund 45 Gramm Fett pro Tag. Um 1 Kilogramm Fettgewebe abzubauen, müssen Sie etwa 7.000 Kilokalorien einsparen oder zusätzlich durch Bewegung verbrennen. Fehlen Ihrem Körper täglich rund 1.000 Kilokalorien, verlieren Sie pro Woche etwa 1 Kilogramm Fett.

> **!**
>
> Wenn Sie abspecken möchten, versuchen Sie mit etwa 1.400 Kilokalorien pro Tag auszukommen.

Wie viel Energie in den Nährstoffen steckt

NÄHRSTOFF	ENERGIEGEHALT/g
Eiweiß	4 kcal
Fett	9 kcal
Kohlenhydrate	4 kcal
Alkohol	7 kcal

Durchbrechen Sie Ihre Gewohnheiten

Vielleicht kennen Sie das auch: Manchmal essen Sie gar nicht, weil Ihr Magen knurrt, sondern weil Kummer, Frust, Ärger oder Langeweile Sie plagen. Oft sind es auch lieb gewonnene Gewohnheiten, die Sie zu bestimmten Tageszeiten oder in speziellen Situationen immer wieder zu den gleichen Lebensmitteln greifen lassen: Frühstücken Sie am liebsten mit Brötchen und der Zeitung? Knabbern Sie gerne etwas vor dem Fernseher? Beim Einkaufen darf der Burger einfach nicht fehlen? Viele dieser kleinen Marotten führen dazu, dass Sie ganz unbewusst essen und trinken. So ganz nebenbei legen Sie dann auch an Gewicht zu. Das kritische Hinterfragen des eigenen Essverhaltens ist ein wichtiger, aber unbeliebter Schritt bei jedem Abspeckprojekt. Denn für Sie heißt das, nach Alternativen zu suchen und Strategien zu entwickeln, mit denen Sie diese Situationen anders als bisher meistern.

! Oft essen wir aus Kummer oder Langeweile.

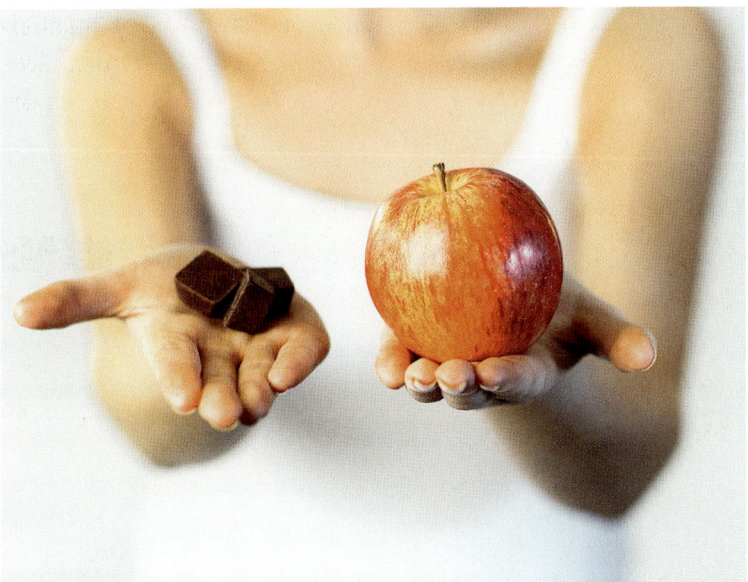

Hinterfragen Sie Ihr Essverhalten und suchen Sie nach gesunden Alternativen.

Tipp

Schreiben Sie auf, in welchen Situationen Sie zu Essbarem greifen. Fragen Sie sich dann, ob Sie in diesen Situationen auch wirklich Hunger hatten oder nur aus Gewohnheit gegessen haben.

Versuchen Sie in Zukunft immer ganz bewusst zu essen, und setzen Sie sich dazu am besten an einen Tisch. Das klingt zwar altmodisch, ist aber ein guter Schritt, um Ihr natürliches Hungergefühl wieder zu erspüren. Wenn Sie nur zu festgelegten Zeiten essen, lernt Ihr Körper, zu anderen Zeiten kein Essen zu erwarten.

So können Sie ungünstige Gewohnheiten abschaffen

UNGÜNSTIG	BESSER
Essen Sie hastig?	Kauen Sie jeden Bissen 20-mal. Dehnen Sie Ihre Mahlzeit auf 20 Minuten aus.
Essen Sie oft zwischen den Mahlzeiten?	Planen Sie fünf feste Mahlzeiten ein.
Essen Sie Ihren Teller grundsätzlich leer, auch wenn Sie schon satt sind?	Füllen Sie Ihren Teller mit kleinen Portionen oder verwenden Sie einen kleineren Teller. Hören Sie auf zu essen, wenn Sie satt sind.
Naschen Sie bei Stress?	Bauen Sie Ihren Stress durch einen Spaziergang oder Sport ab.
Essen oder naschen Sie bei Kummer oder Langeweile?	Suchen Sie sich eine geeignete Ablenkung, z. B. spazieren gehen, ein Kinobesuch oder Musik hören.
Naschen Sie oft vor dem Fernseher?	Stellen Sie sich klein geschnittenes Obst bereit.

So ersetzen Sie Ihre Frustschokolade

- Hören Sie laute Musik oder singen Sie mal wieder.
- Powern Sie sich körperlich richtig aus, mit dem Fahrrad oder auch zu Fuß.
- Bauen Sie Spannungen ab und schreien Sie Ihren Frust laut hinaus.
- Legen Sie sich einen kleinen Wutball zu, der bei Frust herhalten muss.
- Ersetzen Sie das Stück Kuchen am Nachmittag durch einen Keks oder Obst.
- Statten Sie sich in Ihren typischen Knabbersituationen mit Rohkost aus.
- Kaufen Sie Süßigkeiten und Knabbereien nur in kleinen Mengen oder gar nicht.

Essen Sie sich satt

Neben dem Verzicht auf Lieblingsspeisen ist Hunger der zweite große Stolperstein, an dem viele Menschen mit ihren Abnehmplänen scheitern. Auch in Abspeckzeiten müssen Sie Ihren Hunger stillen, denn alle Menschen lieben und brauchen das Gefühl, sich satt zu fühlen. Dieser Instinkt ist fest in unseren Genen verwurzelt und funktioniert bereits bei Neugeborenen. Hunger ist kein erlerntes Verhalten, sondern ein angeborenes Bedürfnis, das Ihr Überleben sichern soll. Instinkte wie Hunger können Sie nicht kontrollieren. Sie werden von den mächtigen Signalen Ihres Körpers und Ihrer Sinnesorgane gesteuert. Dabei nutzt Ihr Körper ganz verschiedene Signale, um Ihrem Gehirn mitzuteilen, dass Sie etwas zu essen brauchen oder dass Sie satt sind. Dies ist Ihre Chance: Wenn Sie diese Signale kennen und in der Lage sind, sie zu kontrollieren, haben Sie einen wichtigen Schlüssel zu Ihrem Abnehmerfolg in der Hand.

So reagiert Ihr Magen als erstes auf das Volumen der Nahrung. Ist Ihr Magen gut gefüllt, haben Sie erst einmal keinen Hunger

> **!**
>
> So einfach und doch so schwer: Essen Sie nur, wenn Sie Hunger haben, und nur so viel, bis Sie satt sind.

mehr. Vermutlich spielen hier spezielle Dehnungsrezeptoren im Magen eine Rolle. Damit sich ein Sättigungsgefühl einstellt, muss einiges in den Magen hinein. Ballen Sie einmal Ihre Faust: Etwa die Menge von zwei bis drei Fäusten löst einen Dehnungsreiz in Ihrem Magen aus, der Sie satt macht. Wie viele Kalorien und Nährstoffe in Ihrem Essen stecken, hat etwas weniger Bedeutung, daher stillen auch Obst, Salate, Suppen oder eine Gemüsepfanne Ihren Hunger. Umgekehrt reagiert der Magen auch bei sehr kalorienreichen Speisen erst, wenn er voll genug ist.

Die Nährstoffe in der Nahrung wirken sich indirekt aus. Der Dehnungsreiz alleine genügt nicht, denn wenn Sie nur Wasser trinken, werden Sie nicht satt. Der Magen braucht auch eine bestimmte Menge an Nährstoffen, bis er das Signal „satt" an das Gehirn sendet. Dabei machen Kohlenhydrate und Eiweiß etwas schneller und nachhaltiger satt als Fett. Es ist also wichtig, was auf den Tisch kommt.

Erkennen Sie, dass Sie satt sind
Bis die Sättigungssignale vom Magen zum Gehirn gelangen, dauert es seine Zeit, und zwar mindestens 20 Minuten. Essen Sie daher langsam, machen Sie kleine Pausen und spüren Sie nach, ob Sie wirklich noch nicht satt sind, bevor Sie einen Nachschlag nehmen.

So bremsen Sie den Heißhunger aus

Viele Menschen, die abspecken möchten, hungern sich durch den Tag. Leider endet das Vorhaben dann oft mit einem Heißhungeranfall vor dem Kühlschrank. Davor schützen Sie sich ganz einfach, indem Sie regelmäßig etwas essen. Neben den drei Hauptmahlzeiten rate ich Ihnen zu Zwischenmahlzeiten, sodass Sie alle zwei bis drei Stunden etwas zu sich nehmen. Als Zwischenmahlzeit ist Rohkost wie z. B. Möhren, Paprika oder Radieschen gut geeignet. Gemüse ist kalorienarm, durch seinen hohen

!

Vor Heißhunger schützen Sie sich, wenn Sie alle zwei bis drei Stunden etwas essen.

Ballaststoffanteil sehr gut sättigend und belastet Ihren Blutzucker kaum. Andere geeignete Zwischenmahlzeiten sind Obst oder fettarme Milchprodukte wie Joghurt, Quarkspeisen.

Bauen Sie Süßes in Ihren Speiseplan ein

Heißhunger auf Süßes kann auch etwas mit Gewöhnung zu tun haben. Versuchen Sie nicht jeder Versuchung nachzugeben, sondern bleiben Sie möglichst konsequent. Legen Sie sich bewusst z. B. nur ein Stück Schokolade zum Naschen hin und räumen Sie den Rest weg, bevor Sie alles vernichten können. Wenn Sie sich daran gewöhnen, immer nur eine kleine Portion Süßes zu essen, wird Ihr Heißhunger mit der Zeit verstummen. Auch Obst in Gerichten, z. B. eine fruchtige Hähnchenpfanne, Gemüse mit Ananas aus dem Wok oder ein überbackener Puten-Pfirsich-Toast, reduziert den Süßhunger nach dem Essen, weil Ihre süßen Geschmacksnerven schon bei der Hauptmahlzeit befriedigt werden.

Tipp
Verbieten Sie sich nichts, auch keine Süßigkeiten. Naschen Sie ruhig auch tagsüber mal kleine Portionen. Begrenzen Sie aber die Menge: Eine Tafel Schokolade pro Woche darf es ruhig sein, ist sie am ersten Tag vernichtet, gibt es erst einmal keinen Nachschub.

Hunger oder Appetit?

Natürlich dürfen Sie das essen, was Ihnen schmeckt, aber eben nicht nur aus Appetit. Oft fällt es uns jedoch schwer, Hunger und Appetit zu unterscheiden. Appetit ist ein Verlangen, ein Wohlgefühl für Ihre Seele, aber nicht die Befriedigung Ihres Körpers mit Nährstoffen. So essen wir oft, weil wir Stress haben, aus Langeweile, Frust und Ärger. Äußere Einflüsse wie Fernsehsendungen, Werbung oder das Angebot im Supermarkt steigern Ihren Appetit. Aber auch Gerüche lösen ganz schnell Appetit aus: Der Duft aus einer Bäckerei oder der Bratwurstbude führt dazu, dass Ihnen tatsächlich das Wasser im Mund zusammenläuft. Sogar die Jahreszeit spielt eine Rolle: In den Wintermonaten haben Sie durch Lichtmangel ein größeres Verlangen nach Süßem, werden die Tage wieder länger, lässt der Süßhunger nach. Wenn Sie Ihren Appetit überlisten können, haben Sie bereits eine große Hürde auf Ihrem Weg zur Wunschfigur genommen.

So leicht zähmen Sie Ihren Appetit

Jedes Mal, wenn Sie etwas essen möchten, stellen Sie sich die Frage: Ist es Hunger oder Appetit? Würde mir jetzt auch eine Scheibe trockenes Brot oder ein Apfel genügen? Trinken Sie dann zunächst ein bis zwei Gläser Wasser. Danach horchen Sie noch mal in Ihren Körper, ob Hunger oder Appetit Sie zum Essen antreibt. Wenn Sie mehrere Stunden nichts gegessen haben, ist die Wahrscheinlichkeit groß, dass sich tatsächlich der Hunger meldet. Ist Ihre letzte Mahlzeit noch nicht so lange her, haben Sie wahrscheinlich Durst oder einfach nur Appetit.

> **!**
>
> Wenn Sie glauben Hunger zu haben, trinken Sie erst einmal Wasser. Häufig ist der Hunger danach verschwunden.

> **Tipp**
> Wenn Sie Appetit auf etwas bekommen, lenken Sie sich am besten von dem Thema „Essen" ab. Tun Sie irgendetwas, das Sie auf andere Gedanken bringt: Machen Sie einen Spaziergang, gehen Sie ins Kino, rufen Sie eine Freundin an, gehen Sie in den Garten und schneiden Ihre Blumen ... Durch Ablenkung können Sie Ihren Appetit vertreiben.

Kaum zu glauben, aber wahr: „Bitter macht schlank"

„Sauer macht lustig" – das ist für Sie bestimmt nichts Neues. Aber wissen Sie auch, dass „bitter" schlank macht? Dabei geht es Ihnen sicher wie den meisten Menschen, und Sie empfinden einen bitteren Geschmack eher als unangenehm. Diese Vorliebe ist natürlich auch der Lebensmittelindustrie nicht entgangen und sie hat inzwischen reagiert: Bitterstoffe werden aus industriell verarbeiteten Lebensmitteln konsequent verbannt oder durch spezielle Züchtungen entfernt. Dabei sind es gerade diese Bitterstoffe, die Ihren Appetit auf ganz natürlichem Weg zügeln.

Warum Sie mit Bitterstoffen ganz einfach Gewicht verlieren

Heute ist es wissenschaftlich erwiesen, dass die unterschiedlichen Geschmacksqualitäten ganz unbewusst Ihr Ernährungsverhalten steuern. Bitterstoffe regen beispielsweise Ihre Verdauung an, da sie die Produktion von Magensäure, Gallenflüssigkeit und Bauchspeicheldrüsensekret fördern. Gleichzeitig unterstützen Bitterstoffe Ihre natürlichen Darmbewegungen, sodass Nahrungsreste schneller ausgeschieden werden. Wenn Sie Bitterstoffe regelmäßig in Ihre Ernährung einbauen, werden Ihre Geschmacksnerven empfindlicher, und hoch verarbeitete Lebensmittel schmecken Ihnen nicht mehr so gut. Dadurch ernähren Sie sich gesünder, Sie geben Nahrungsmitteln wie Obst, Gemüse und Vollkornprodukten den Vorzug, die Sie schneller satt machen und die Pfunde purzeln lassen.

> **!**
>
> Tasten Sie sich langsam an die ungewohnten Bitterstoffe heran.

Diese Lebensmittel versorgen Sie mit Bitterstoffen

- Obst: Zitrusfrüchte wie Grapefruits, Orangen, Zitronen
- Gemüse: Artischocken, Blumenkohl, Endiviensalat, Chicorée, Radicchio, Rucola
- Getreide: Amarant, Hirse
- Gewürze: Ingwer, Pfeffer, Kardamom
- Küchenkräuter (frisch oder getrocknet): Estragon, Liebstöckel, Lorbeerblätter, Majoran, Rosmarin, Sauerampfer, Salbei, Thymian

!

Schlafmangel hat
Auswirkungen
auf den Hormon-
spiegel.

Schlafmangel fördert Übergewicht
Wenn Sie zu wenig schlafen, hat das direkte Auswirkungen auf Ihren
Hormonspiegel und auf Ihren Appetit. Durch Schlafmangel sinkt Ihr
Leptinspiegel – das Hormon Leptin kann Ihr Hungergefühl hemmen
und hilft bei der Regulierung Ihres Fettstoffwechsels. Gleichzeitig
steigt der Ghrelinspiegel in Ihrem Körper an – ein Hormon, das
appetitanregend wirkt. Nutzen Sie daher jede Gelegenheit, um Ihrem
Körper etwas Schlaf und Erholung zu gönnen.

Kalzium unterstützt Ihren Abnehmerfolg

Über die Rolle von Kalzium im Gewichtsmanagement wird bereits seit den 1970er-Jahren geforscht. Seitdem häufen sich wissenschaftliche Studien, die zeigen, dass bei erhöhter Kalziumaufnahme der Körperfettanteil sinkt. Und hier noch eine besonders gute Nachricht für Sie: Erfreulich ist dabei, dass die gute Kalziumversorgung zu einer Verringerung des Bauchfetts führt, das als besonders gesundheitsschädlich gilt. Dies scheint gerade beim Abnehmen besonders wirksam zu sein. Bei Versuchen mit Fettzellen von Mäusen und Menschen zeigte sich, dass die Fetteinlagerung gehemmt wird, wenn die Kalziumkonzentration in den Zellen hoch ist. Umgekehrt stimuliert eine niedrige Kalziumaufnahme die Zellen dazu, Fett zu speichern.

Setzen Sie auf Milchprodukte

Tatsächlich kann Kalzium in Ihrem Magen-Darm-Trakt Nahrungsfette binden. So kann eine kalziumreiche Ernährung dazu beitragen, dass weniger Fettsäuren ins Blut gelangen und mehr Fette ungenutzt vom Körper ausgeschieden werden. Nachgewiesen ist diese Wirkung beim Verzehr von Milchprodukten. Bei der Einnahme von Nahrungsergänzungsmitteln wurde in Untersuchungen nicht der gleiche Effekt erzielt. Man vermutet daher, dass auch die sekundären Inhaltsstoffe der Milch, wie Molkenproteine, spezielle Fettsäuren und Aminosäuren eine Rolle spielen.

Ideale Milchprodukte für Ihre Kalziumversorgung

- Fettarme Trinkmilch
- Buttermilch
- Molke
- Joghurt
- Magerquark
- Körniger Frischkäse
- Parmesan

Quark und Frischkäse sind nicht nur gesund, sondern sie sind auch fettarme Brotaufstriche.

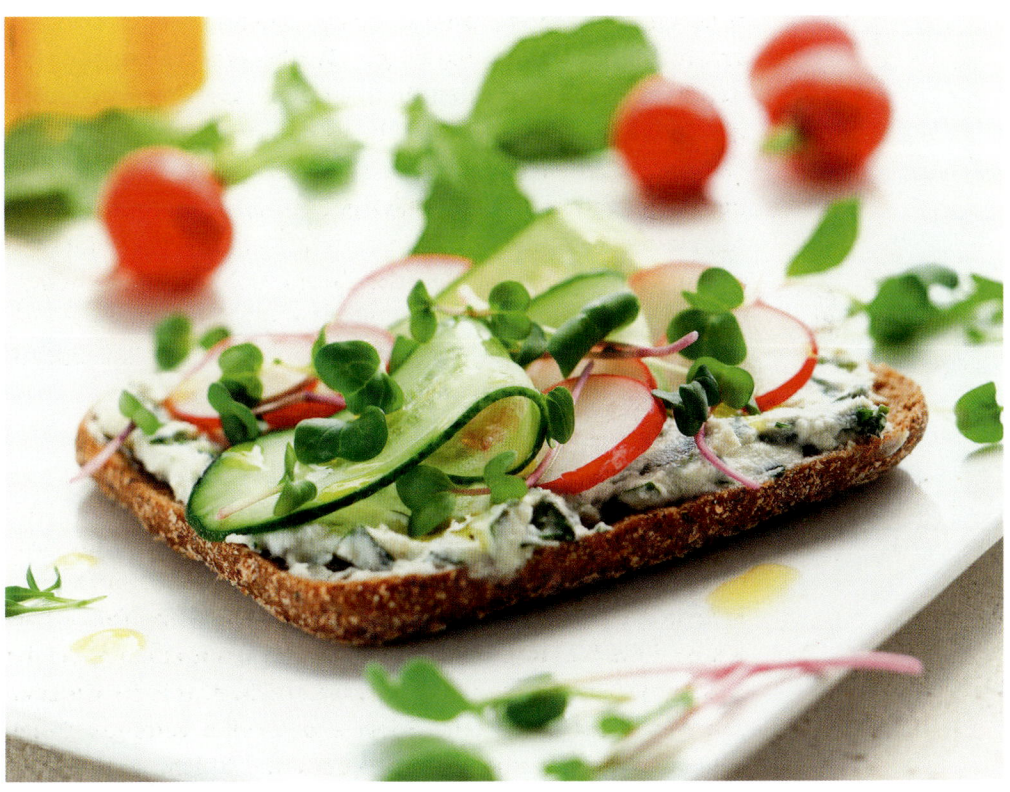

IHRE AUFGABEN FÜR DIESE WOCHE

1 Kaufen Sie sich eine Nährwerttabelle.

2 Führen Sie eine Woche lang ein Ernährungstagebuch und schreiben Sie auf, was Sie täglich essen und trinken. Das könnte zum Beispiel so aussehen:

WOCHENTAG	FRÜHSTÜCK	MITTAGESSEN	ABENDESSEN	ZWISCHEN-MAHLZEITEN	KALORIEN PRO TAG
Montag					
Dienstag					
Mittwoch					
Donnerstag					
Freitag					
Samstag					
Sonntag					

3 Zählen Sie am Ende der Woche zusammen: Wie viele Kalorien haben Sie in der Woche aufgenommen?

4 Rechnen Sie aus, wie viele Kalorien etwa in Ihren Lieblingsspeisen stecken. Legen Sie sich dazu eine Liste an.

_____

_____

_____

_____

_____

REZEPTE

Riesenchampignons aus dem Ofen

Nährwert pro Portion
230 kcal/961 kJ
21 g Eiweiß
15 g Fett
2 g Kohlenhydrate
0 BE

Zutaten für 2 Portionen
1 kleine Zwiebel
1 kleine Knoblauchzehe
2 Scheiben geräucherter Schinken
300 g TK-Blattspinat
Salz, Pfeffer
6 Riesenchampignons
½ Kugel Mozzarella

Zubereitung
Zwiebel und Knoblauchzehe schälen, beides in feine Würfel schneiden. Den Schinken in schmale Streifen schneiden. In einer beschichteten Pfanne Schinkenstreifen, Zwiebel- und Knoblauchwürfel anbraten.
Den angetauten Spinat dazugeben, auftauen lassen und mit Salz und Pfeffer würzen.
Den Ofen auf 200 °C vorheizen. Die Pilze putzen, die Stiele herausdrehen. Stiele in kleine Würfel schneiden, zum Spinat geben und kurz mitdünsten.
Die Pilze mit der Spinatmasse füllen und in eine feuerfeste Auflaufform setzen. Den Mozzarella in kleine Stücke schneiden und die gefüllten Pilze damit belegen. Im Ofen in ca. 10 Minuten garen.

Fränkische Kartoffelsuppe

Nährwert pro Portion (ca. 250 ml)
297 kcal/1242 kJ
12 g Eiweiß
11 g Fett
35 g Kohlenhydrate
~ 3 BE

Zutaten für 2 Portionen
1 Zwiebel
1 Bund Suppengrün (ohne Petersilie)
400 g mehligkochende Kartoffeln
3 Scheiben geräucherter Schinken
1 EL Rapsöl
Salz, Pfeffer
Muskat

Zubereitung
Zwiebel schälen und in Würfel schneiden. Das Suppengrün putzen, waschen und ebenfalls in Würfel schneiden. Die Kartoffeln schälen, waschen und grob zerkleinern. Den Schinken in feine Streifen schneiden.
Das Öl erhitzen, die Schinkenstreifen darin kross anbraten, dann Zwiebeln, Gemüse und Kartoffeln dazugeben und anschwitzen.
Mit 500 ml Wasser auffüllen und zugedeckt bei mittlerer Temperatur ca. 20 Minuten kochen lassen, bis das Gemüse und die Kartoffeln weich sind.
Die Suppe mit einem Pürierstab fein mixen und mit Salz, Pfeffer und Muskat würzen.

5. WOCHE
Wie viel Eiweiß braucht Ihr Körper?

Eiweiß (Protein) ist für uns besonders wichtig, denn es ist der Grundbaustoff unserer Körperzellen. Da die Zellen sich unablässig erneuern, also aufgebaut, umgebaut und abgebaut werden, muss unser Körper ständig mit hochwertigen Eiweißbausteinen versorgt werden. Im Gegensatz zu Fetten und Kohlenhydraten kann der Körper Eiweiß nicht speichern.

Welche Aufgaben hat Eiweiß?

!

Eiweiß liefert lebensnotwendiges Baumaterial für unseren Körper.

Eiweiß zählt, genau wie Kohlenhydrate und Fette, zu den Hauptnährstoffen. Unser Körper kann Eiweiß durchaus als Energiequelle nutzen, seine wichtigste Aufgabe ist aber das Anliefern von lebensnotwendigem Baumaterial für jede einzelne Körperzelle. Das wertvolle Eiweiß setzt sich aus vielen kleinen Baustoffen zusammen, den sogenannten Aminosäuren. Manche dieser Bausteine (z. B. Lysin, Methionin) sind lebensnotwendig (essenziell). Das bedeutet, Ihr Körper braucht sie unbedingt zum Leben, kann sie aber nicht selber herstellen. Eiweiß ermöglicht nicht nur das reibungslose Funktionieren Ihrer Körperzellen, sondern es ist auch für ganz verschiedene chemische Abläufe verantwortlich: Die Aktivität von Enzymen oder die Produktion von Hormonen und Antikörpern ist fest in seiner Hand. Darüber hinaus aktiviert Eiweiß das Immunsystem und steigert Ihre körperliche und geistige Leistungsfähigkeit.

Diese Aufgaben übernimmt Eiweiß in Ihrem Körper:
- Zellaufbau (z. B. Muskel-, Knorpel-, Hautzellen)
- Wachstum
- Blut- und Hormonbildung

Zu viel Eiweiß kann den Nieren schaden

Nierenerkrankungen sind nach dem Diabetischen Fuß die häufigste Folgeerkrankung des Diabetes – ganz gleich, welcher Typ. Etwa 20 bis 40 Prozent aller Diabetiker entwickeln früher oder später eine Nierenerkrankung (Nephropathie). Das Fatale: Diabetesbedingte Nierenschäden werden oft erst sehr spät erkannt. Sie treten zwar meist bereits in einem frühen Stadium des Diabetes auf, lösen aber zunächst keine Beschwerden aus. Typische Anzeichen wie Wassereinlagerungen in den Beinen oder Leistungsschwäche zeigen sich erst, wenn die Nieren schon stark geschädigt sind.

Die Nieren sind perfekte Filteranlagen, die Abbauprodukte des Stoffwechsels aus dem Blut filtern und über den Harn ausscheiden. Sie fischen beispielsweise Zucker und Elektrolyte und auch die Eiweißabbauprodukte Kreatinin und Harnstoff aus Ihrem Blut. Für die Filtervorgänge in den Nieren sind unzählige kleine Knäuel aus Blutgefäßen zuständig, die Nierenkörperchen. Sowohl erhöhter Blutzucker als auch Bluthochdruck, was bei Diabetikern oft gemeinsam auftritt, beschädigen die Innenwände der Blutgefäße in den Nierenkörperchen. Je länger der Diabetes besteht und je schlechter der Blutzucker eingestellt ist, umso höher ist das Risiko einer Nierenschädigung. Die Blutgefäße der Nierenkörperchen werden durchlässiger und die Filterfunktion lässt nach, sodass Eiweiß ausgeschieden wird – zunächst der Eiweißbaustein Albumin (Albuminurie). Wird dies nicht behandelt, besteht die Gefahr, dass die Nieren schließlich schlapp machen und eine Blutwäsche (Dialyse) notwendig wird. Dieses Schicksal muss aber heute keinen Diabetiker mehr treffen. Denn es gibt einen einfachen Test, der Albumin im Urin nachweist und somit Nierenschäden schon im Frühstadium aufdeckt.

!

Die Nieren lassen zunächst das kleine Eiweiß Albumin vermehrt durch. Dies ist ein Hinweis auf eine Nierenschädigung bei Diabetes.

!

Als Diabetiker sollten Sie bei der Eiweißaufnahme vorsichtig sein.

So entlasten Sie Ihre Nieren

Viel Eiweiß in Ihrer Nahrung bedeutet auch viel Arbeit für Ihre Nieren. Nehmen Sie zu viel Eiweiß zu sich, kann dies die Entwicklung von Nierenschäden fördern. Die empfohlene Eiweißzufuhr liegt für Diabetiker bei 10 bis 20 Prozent der täglichen Kalorienaufnahme. Diäten mit einer extrem hohen Eiweißaufnahme sind für Sie daher ungeeignet – auf keinen Fall sollten Sie mehr als 20 Prozent Ihrer Tageskalorien in Form von Eiweiß zu sich nehmen. Besonders tierisches Eiweiß belastet die Nieren. Fleischwaren und Milchprodukte enthalten zudem häufig gleichzeitig reichlich gesättigte Fette, die Sie besser meiden.

Wichtig

Weist der Albumin-Test bei Ihnen auf den Beginn einer diabetischen Nierenschädigung hin, müssen Sie Ihre Eiweißaufnahme auf etwa 0,8 Gramm pro Kilogramm Körpergewicht senken. Das entspricht bei einem Körpergewicht von 70 Kilogramm einer Eiweißmenge von 55 bis 60 Gramm pro Tag.

Eiweißgehalt verschiedener Lebensmittel

TIERISCHE LEBENSMITTEL	
1 Portion Fleisch (120 g Rohgewicht)	ca. 25 g Eiweiß
1 Glas Milch (250 ml)	ca. 8 g Eiweiß
2 Esslöffel Magerquark (60 g)	ca. 8 g Eiweiß
1 Becher Joghurt (150 g)	ca. 5 g Eiweiß
1 Scheibe Fleischwurst (30 g)	ca. 5 g Eiweiß
PFLANZLICHE LEBENSMITTEL	
1 mittelgroße Scheibe Brot (60 g)	ca. 4 g Eiweiß
2 mittelgroße Kartoffeln (160 g)	ca. 3 g Eiweiß
1 Portion Gemüse (200 g)	ca. 2 g Eiweiß

Qualität statt Masse

Ein Maß für die Qualität Ihrer Nahrungseiweiße ist die „biologische Wertigkeit". Sie drückt aus, mit welcher Effizienz Ihr Körper Nahrungsproteine in körpereigenes Eiweiß umwandeln kann. Je hochwertiger ein Eiweiß ist, desto weniger müssen Sie davon verzehren, um Ihren Bedarf zu decken. Tierische Eiweiße, wie Fleisch, Eier, Fisch und Milchprodukte, haben eine höhere biologische Wertigkeit als pflanzliche. Sie sind in ihrem Aufbau dem menschlichen Eiweiß ähnlich. Trotzdem müssen Sie für eine gute Eiweißversorgung keine Fleischberge verschlingen. Besonders hochwertiges Eiweiß bieten Sie Ihrem Körper durch die geschickte Kombination von Lebensmitteln (Ergänzungswirkung). So versorgen Sie Ihren Körper schon mit kleinen Portionen mit hochwertigem Eiweiß. Diese Erkenntnis ist besonders wichtig, wenn Sie unter einer Nierenerkrankung leiden und nur wenig Eiweiß zu sich nehmen dürfen.

!

Durch die geschickte Kombination von Lebensmitteln können Sie Ihren Körper auch mit kleinen Portionen mit hochwertigem Eiweiß versorgen.

Ideale Eiweißkombinationen
- Kartoffeln und Ei
- Kartoffeln und Quark
- Rindfleisch und Kartoffeln
- Hülsenfrüchte und Fleisch
- Bohnen und Mais
- Milch und Weizen
- Hühnerei und Weizen
- Hühnerei und Milch

Beeinflusst Eiweiß den Blutzuckerspiegel?

!

Eiweiß kann Ihren Blutzuckerspiegel ansteigen lassen. Wie schnell das geht, ist unterschiedlich.

Nicht nur Kohlenhydrate, sondern auch Fett und Eiweiß können Ihren Blutzucker ansteigen lassen. Der Körper wandelt einen Teil davon in Zucker um. Allerdings dauert das einige Zeit, deshalb steigt der Blutzucker erst etwa drei bis fünf Stunden nach einem fett- und eiweißreichen Essen. Hier gibt es sehr individuelle Unterschiede. Diabetiker vom Typ 2 produzieren meist noch genug Insulin, um den späten und langsamen Anstieg abzufangen. Für Typ-1-Diabetiker hingegen, die ihren Blutzuckerspiegel komplett mit gespritztem Insulin steuern müssen, kann dies problematisch sein.

Essen Sie zu einer Mahlzeit sehr große Mengen Eiweiß (z. B. üppige Fleischportionen), steigt auch die Eiweißkonzentration in Ihrem Blut kurzfristig an. Das wirkt als starker Reiz auf Ihre Bauchspeicheldrüse, die dann das Hormon Glukagon in Ihr Blut abgibt. Das Fatale: Ein hoher Glukagonspiegel schwächt die Wirkung des Insulins oder hebt sie schlimmstenfalls ganz auf. Glukagon pfuscht dem Insulin also regelrecht ins Handwerk, sodass es seine Arbeit nicht mehr richtig erledigen kann. Zusätzlich bewirkt Glukagon, dass ein Teil des Eiweißes in Ihrer Leber zu Zucker umgebaut wird. In der Folge steigt Ihr Blutzuckerspiegel.

Wichtig
Achten Sie darauf, dass Sie Ihre Eiweißportionen möglichst gleichmäßig über den Tag verteilen.

Eiweiß unterstützt Sie beim Abspecken

Eiweiß unterstützt Sie auch beim Kampf gegen überflüssige Speckröllchen. Zum einen hat es von allen Nährstoffen den besten Sättigungseffekt, zum anderen macht es dem Körper die Energieausbeute schwer: Will Ihr Körper Eiweiß aus der Nahrung als Energiequelle nutzen, muss er zunächst einmal reichlich Energie (Kalorien) investieren. So „verheizen" Sie nach einer eiweißreichen Mahlzeit viel mehr Energie als nach einem fett- oder kohlenhydratreichen Essen. Nehmen Sie beispielsweise 100 Kalorien in Form von Eiweiß auf, verbrennt Ihr Körper etwa 18 bis 25 Prozent dieser Energie allein für die Verwertung von Eiweiß. Zum Vergleich: Bei Fett sind es nur 2 bis 4 Prozent, bei Kohlenhydraten 4 bis 7 Prozent.

> **!**
> Eiweiß ist wichtig, wenn Sie abnehmen möchten.

Fettpölsterchen gezielt einschmelzen
Bekommt Ihr Körper während einer Diät nicht genügend Eiweiß aus der Nahrung, greift er auf seine Reserven zurück. Das bedeutet, es wird Muskelmasse abgebaut. Genau das möchten Sie beim Abnehmen unbedingt vermeiden, denn es soll ja ganz gezielt Ihren Fettpölsterchen an den Kragen gehen. Außerdem verbrennen Muskeln im Gegensatz zum Fettgewebe reichlich Energie (Kalorien), sodass sie beim Abspecken helfen.

So schützen Sie sich vor Übersäuerung

Auf eine überhöhte Eiweißaufnahme reagiert Ihr Körper regelrecht sauer, da beim Eiweißstoffwechsel Säuren entstehen. Mittels Teststreifen können Sie den pH-Wert Ihres Urins testen und so eine Übersäuerung aufspüren. Um diese zu vermeiden, verzehren Sie eiweißreiche Lebensmittel wie Fleisch, Wurst, Fisch, Eier oder Milchprodukte einfach immer zusammen mit sogenannten basenbildenden Lebensmitteln wie Kartoffeln, Salat, Obst, Gemüse und Zitrusfrüchten oder -säften.

Lassen Sie sich nicht vom Geschmack beirren: Was sauer schmeckt, muss noch lange kein Säurebildner sein. Die belastenden Säuren entstehen erst durch den Ab- und Umbau der Lebensmittel in Ihrem Stoffwechsel. Zitrusfrüchte, Kiwi oder Ananas sind gute Basenbildner. Auch milchsaueres Gemüse wie Sauerkraut, Sauerbohnen oder Oliven haben eine basische Wirkung.

> **Tipp**
> Trinken Sie reichlich Mineralwasser mit einem hohen Anteil an Hydrogencarbonat (mindestens 1300 mg HCO-3/l). Damit verbessern Sie die Pufferkapazität Ihres Körpers, da Hydrogencarbonat einen sauren pH-Wert neutralisieren kann.

In der folgenden Tabelle ist die Säurebelastung von einigen Lebensmittelgruppen aufgeführt. Dabei stehen die Minuswerte für Basenbildner, die Pluswerte für Säurebildner. PRAL ist die Abkürzung für „potential renal acid load" (auf Deutsch: potenzielle Säurebelastung der Niere).

PRAL-Werte von Lebensmittelgruppen

LEBENSMITTEL	PRAL-WERT
Kartoffeln	– 4,0
Früchte, Fruchtsäfte	– 3,1
Gemüse	– 2,8
Fette, Öle	0,0
Milch und Milchprodukte	+ 1,0
Brot	+ 3,5
Nudeln	+ 6,7
Fisch	+ 7,9
Fleisch	+ 9,5

!

Als Richtlinie gilt: Eiweiß wirkt eher säurebildend, Kohlenhydrate wirken eher basenbildend, und Fette verhalten sich neutral.

IHRE AUFGABEN FÜR DIESE WOCHE

1 Sprechen Sie Ihren Arzt auf den Albumin-Test an.

2 Notieren Sie:

Welche Eiweißquellen nutzen Sie im Moment?

_____

_____

_____

Was werden Sie ab dieser Woche ändern?

_____

_____

Welche fettarmen, tierischen Eiweißquellen schmecken Ihnen gut?

_____

_____

_____

3 Sammeln Sie Rezepte mit guten Eiweißkombinationen, z. B.:
• Bratkartoffeln mit Spiegelei
• Ofenkartoffeln mit Quark
• Rindergulasch mit Kartoffeln
• Linsensuppe mit fettarmer Bockwurst

_____

_____

_____

_____

REZEPTE

Lauwarmer Porree im Schinkenmantel

Nährwert pro Portion
159 kcal7666 kJ/
8 g Eiweiß
12 g Fett
3 g Kohlenhydrate
2 g Ballaststoffe
0 BE

Zutaten für 2 Portionen
2 Stangen Porree
Salz, Pfeffer
1 EL Salatkräuter (frisch oder TK)
2 EL Olivenöl
6 hauchdünne Scheiben Parma- oder Serranoschinken

Zubereitung
Die Porreestangen putzen, gründlich waschen und jede Stange in ca. 10 cm lange Stücke schneiden.
Wasser mit Salz in einem Topf erhitzen, darin den Porree ca. 5 Minuten kochen. Das Gemüse abgießen, dabei ca. 4 EL Kochwasser auffangen.
Das Kochwasser mit Salz, Pfeffer, Salatkräutern und Öl zu einer Sauce verrühren. Die Schinkenscheiben um den Porree wickeln und alles mit der Sauce beträufeln.

Bauernfrühstück

Nährwert pro Portion
389 kcal/1626 kJ
20 g Eiweiß
19 g Fett
32 g Kohlenhydrate
~ 3 BE

Zutaten für 2 Portionen
400 g Kartoffeln
1 Zwiebel
2 Scheiben gekochter Schinken
2 Gewürzgurken
2 Eier
4 EL fettarme Milch
Salz, Pfeffer
½ Bund Schnittlauch
1 EL Rapsöl

Zubereitung
Die Kartoffeln in der Schale in reichlich Wasser gar kochen. Kurz abkühlen lassen, dann schälen und in Scheiben schneiden. Die Zwiebel schälen und in Würfel schneiden. Den Schinken in schmale Streifen, die Gewürzgurken in Würfel schneiden.
Eier und Milch mit einer Gabel verquirlen und mit Salz und Pfeffer würzen. Den Schnittlauch waschen, trocknen und in Röllchen schneiden.
Das Öl in einer beschichteten Pfanne erhitzen und die Kartoffeln knusprig anbraten. Zwiebeln dazugeben und glasig dünsten. Schinken und Gurken dazugeben und die Eiermilch darübergießen. Die Eier stocken lassen und mit Schnittlauchröllchen bestreut servieren.

6. WOCHE
Gibt es gute und böse Kohlenhydrate?

Als Erstes habe ich eine gute Nachricht für Sie: Eine spezielle Diät brauchen Sie als Diabetiker auch bei den Kohlenhydraten nicht einzuhalten. Trotzdem spielen Kohlenhydrate in Ihrer Ernährung eine besonders wichtige Rolle. Durch die richtige Auswahl der Lebensmittel vermeiden Sie starke Blutzuckerschwankungen und verlieren auch ganz nebenbei Ihre überflüssigen Pfunde.

Wie Kohlenhydrate auf Ihren Blutzucker wirken

Kohlenhydrate sind als Zucker oder Stärke in den Lebensmitteln enthalten. Damit Ihr Körper diese Zuckerverbindungen als Energiequelle nutzen kann, werden Sie bei der Verdauung in ihre Bausteine (Glukose/Traubenzucker) zerlegt. Das Hormon Insulin sorgt dann dafür, dass der Zucker aus Ihrem Blut in Ihre Körperzellen aufgenommen wird. Das Problem: Als Diabetiker fehlt Ihnen entweder das Hormon Insulin oder Ihre Körperzellen sind gegen das Hormon abgestumpft (Insulinresistenz). In beiden Fällen kann der Zucker nicht mehr in Ihre Körperzellen aufgenommen werden, sodass Ihr Blutzuckerspiegel steigt.

Super-Brennstoff: Glukose

Der wichtigste Baustein der Kohlenhydrate ist Glukose (Traubenzucker). Für Ihren Körper ist Glukose eine Art Super-Brennstoff – eine schnell verfügbare Energiequelle für körperliche Leistung. Egal ob der Zucker aus Schokoriegeln, Kuchen, Reis, Nudeln, Kartoffeln, Brot oder Gemüse stammt – in Ihrem Körper wird daraus Glukose. Wie lange das dauert, hängt vom jeweiligen Lebensmittel ab. Denn die Kohlenhydrate sind unterschiedlich lange

!

Einfachzucker lassen den Blutzuckerspiegel in die Höhe schießen, Vielfachzucker erhöhen ihn nur langsam.

Zuckerketten: Während Ein- und Zweifachzucker geradezu ins Blut schießen, müssen Vielfachzucker im Körper erst aufgespalten werden, damit sie überhaupt verwertet werden können. Sie gelangen also nach und nach in die Blutbahn und erhöhen den Blutzuckerspiegel nur langsam. So hat Ihr Körper mehr Zeit, um das Insulin auszuschütten und kommt auch mit kleineren Mengen des Hormons aus. Ist der Zucker erst einmal im Blut angekommen, wird er zu den verschiedenen Organen und Zellen transportiert und dort als Energiequelle genutzt (verbrannt).

Kohlenhydrate – der feine Unterschied

Einfachzucker
- Glukose, Fruktose, Galaktose
- Sie werden von der Dünndarmwand direkt aufgenommen und gelangen schnell ins Blut
- Sie schmecken süß und finden sich häufig auf der Zutatenliste von industriell verarbeiteten Lebensmitteln

Zweifachzucker
- Saccharose aus Haushaltszucker, Laktose aus Milchprodukten
- Sie werden zu Einfachzucker gespalten und erst dann ins Blut aufgenommen

Vielfachzucker
- Stärke, z. B. aus Getreideprodukten, Kartoffeln, Hülsenfrüchten
- Hier muss der Körper richtig lange arbeiten, um die Stärke in unzählige Einfachzucker aufzuspalten – erst dann gelangen sie ins Blut

„Schnelle" und „langsame" Kohlenhydrate im Überblick
- Traubenzucker: Kohlenhydrate schießen in das Blut (10–20 Minuten)
- Süßgetränke und Süßigkeiten: Kohlenhydrate strömen in das Blut (15–40 Minuten)

- Mehlprodukte: Kohlenhydrate fließen in das Blut
  (40–60 Minuten)
- Obst und Gemüse: Kohlenhydrate tropfen in das Blut
  (60–100 Minuten)
- Vollkornprodukte: Kohlenhydrate sickern in das Blut
  (60–240 Minuten)

Kann unser Körper Kohlenhydrate speichern?

Zucker, der nicht als Energielieferant zum Einsatz kommt, wird in der Leber und in den Muskeln gespeichert (Glykogenspeicher). Diese Glykogenspeicher sind eine schnell verfügbare Energiereserve, die bei Bedarf rasch wieder in Zucker umgebaut werden kann. Allerdings ist dieser „Speicherplatz" nicht sehr groß. Ihre Leber kann beispielsweise nur maximal 75 Gramm Stärke aufnehmen. Ganz anders sieht es bei den Fettdepots aus – hier verfügt Ihr Körper über nahezu grenzenlose Speicher. Sind die Glykogenspeicher gefüllt, baut Ihr Körper überflüssigen Zucker zu körpereigenen Fetten um. Diese wandern dann direkt in die Fettdepots und zeigen sich als ungeliebte Pölsterchen an Bauch, Po und Hüften.

> **!**
> Überschüssigen Zucker baut der Körper zu Fett um, das er in den Fettdepots speichert.

Typische „Zuckerfallen"

- 1 Dose Cola oder Limo (0,33 l): ca. 12 Stück Würfelzucker
- 8 Kaugummistreifen: ca. 7 Stück Würfelzucker
- 50 Gramm Gummibärchen: ca. 13 Stück Würfelzucker
- 4 Lakritzrollen/-schnecken: ca. 10 Stück Würfelzucker
- 150 Gramm Götterspeise: ca. 7 Stück Würfelzucker
- 2 Schokoküsse: ca. 9 Stück Würfelzucker
- 1 Milchschnitte: ca. 5 Stück Würfelzucker
- 1 Müsliriegel (28 g): ca. 4 Stück Würfelzucker

Ein gute Orientierung: der glykämische Index

Trotz gleicher Kohlenhydratmenge steigt Ihr Blutzuckerspiegel nach dem Verzehr von verschiedenen Lebensmitteln unterschiedlich schnell an. Für diese sogenannte Blutzuckerwirksamkeit steht der glykämische Index (GI). Lebensmittel, die Ihren Blutzuckerspiegel schnell in die Höhe treiben, haben einen hohen glykämischen Index, Nahrungsmittel, die ihn langsam ansteigen lassen, haben einen niedrigen GI.

Diese Wirkung hängt, wie oben beschrieben, von der Länge der Kohlenhydratketten ab. Kurzkettige Kohlenhydrate – Einfach- und Zweifachzucker –, die in Zucker oder Weißmehl stecken, führen zu einem schnellen Anstieg Ihres Blutzuckerspiegels. Langkettige Kohlenhydrate – Vielfachzucker –, aus Vollkornprodukten, Hülsenfrüchten und Gemüse liefern Ihrem Körper Kohlenhydrate, die erst nach und nach zu Glukose umgebaut werden. Gleichzeitig enthalten Vollkornprodukte wertvolle Ballaststoffe, die den Blutzuckeranstieg zusätzlich verzögern.

> **!**
>
> Hoher GI: > 70
> mittlerer GI: 55–70
> niedriger GI: < 55

Glykämischer Index (GI) verschiedener Lebensmitteln

LEBENSMITTEL	GLYKÄMISCHER INDEX
Hoher GI (> 70)	
Traubenzucker (Glukose)	100
Limonade	95
Kartoffelpüree, instant	90
Baguette	95
Cornflakes	81
Weißer Reis	87
Kartoffelpüree, selbst zubereitet	80
Waffeln	76
Weißbrot/Brötchen	73
Kräcker	71
Vollmilchschokolade	71

LEBENSMITTEL	GLYKÄMISCHER INDEX
Mittlerer GI (55–70)	
Graubrot	70
Zucker	68
Rote Beete	64
Cola	63
Weiße Nudeln	60
Pizza, Margherita	60
Ananas	59
Basmatireis	58
Haferflocken	55
Naturreis	55
Niedriger GI (< 55)	
Gemüsemais	53
Vollkornbrot	52
Erbsen	48
Möhren	47
Pfirsich	42
Apfel	38
Vollkornnudeln	33
Linsen	30
Joghurt	27
dunkle Schokolade	25
Aprikosen, frisch	20
Grünes Gemüse, Tomaten, Auberginen, Zucchini	< 15
Alle Blattsalate	10
Eier	0
Fleisch	0
Fisch	0

*Falsch sodann dass
1 Kartoffel + die Diabetiker
schädlich ist. ?*

> **!**
>
> Lebensmittel mit einem niedrigen GI sorgen für eine gleichmäßige Blutzuckerkurve und machen länger satt.

Lebensmittel mit geringer Blutzuckerwirksamkeit bieten Ihnen viele Vorteile: Sie sorgen für eine gleichmäßige Blutzuckerkurve und machen länger satt. Nicht nur deshalb haben Gemüse, Hülsenfrüchte, Obst, Getreideprodukte aus Vollkorn und Milchprodukte einen wichtigen Stellenwert in Ihrer gesunden Ernährung. Lebensmittel mit einem hohen GI, wie Weißmehlprodukte, Pizza, Schokoriegel und Limonaden, sind dagegen weniger empfehlenswert. Doch der GI ist nur eine Hilfe und nicht Ihr einziges Auswahlkriterium: Setzen Sie Fleisch, Fisch und Eier trotz ihres günstigen GI nur zwei- bis dreimal pro Woche auf Ihren Speiseplan. Kartoffeln sind für Sie als Diabetiker wertvolle Lebensmittel, und auch Reis, Nudeln und Brot, wenn Sie die Vollkornvarianten wählen.

Kartoffeln sind für Diabetiker wertvolle Lebensmittel.

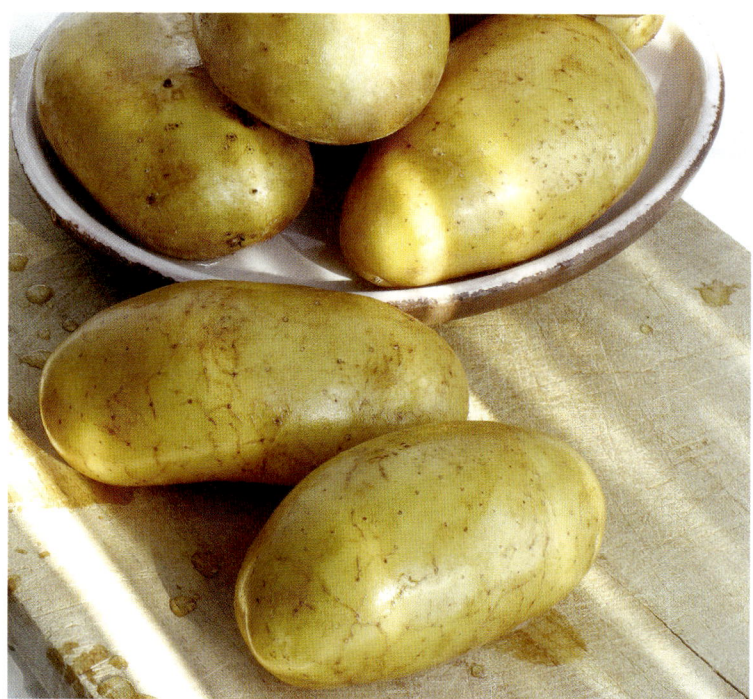

Sonde macht satt un ... zu der Gesund ... als Pellkartoffel z.B. ? P

Kartoffeln, Pasta und Co.

Für Gemüse, Kartoffeln, Nudeln und Reis gilt: Es ist wesentlich gesünder, die Speisen „al dente" zu genießen. Bei bissfesten Kartoffeln, Spaghetti oder Risotto ist der glykämische Index niedriger, als wenn die Speisen sehr weich gekocht sind. Wählen Sie Wild- oder Naturreis statt geschälten weißen Reis. Genießen Sie Vollkornnudeln oder Nudeln aus Hartweizengrieß statt Eiernudeln.

Machen Kartoffeln dick?

Machen Kartoffeln dick? Bratkartoffeln, Pommes und Chips: Kartoffeln haben einen schlechten Ruf und werden als Dickmacher verteufelt. Dabei kommt es hier nur auf die Zubereitung an. Erst wenn sich Kartoffeln als Pommes in der Fritteuse oder als Bratkartoffeln so richtig mit Fett voll saugen können, werden sie zu einer Kalorienfalle. Pellkartoffeln oder Ofenkartoffeln sind dagegen eine sehr gesunde und figurfreundliche Beilage, die Sie auch als Diabetiker mit gutem Gewissen genießen können.

Die Wahrheit ist: Kartoffeln haben wenig Kalorien

100 Gramm Kartoffeln haben rund 70 Kilokalorien und sind damit vergleichsweise kalorienarm. In Kartoffeln stecken zum Beispiel weniger Kalorien als in Bananen. Kartoffeln liefern Ihrem Körper auch hochwertiges Eiweiß und viel Vitamin C, etwa 17 Milligramm stecken in 100 Gramm der Knollen. Unsere Großeltern bezeichneten sie daher als „die Zitronen des Nordens".

Garen Sie Kartoffeln mit der Schale

Durch das Schälen entfernen Sie die wertvollen Vitalstoffe, die bei den Kartoffeln direkt unter der Schale stecken. Besonders gesund und figurfreundlich ernähren Sie sich daher, wenn Sie Kartoffeln in der Schale kochen oder im Dampfgarer zubereiten.

Zu Herr Klaus falsche Einstellung über die Kartoffel. P

Kartoffeln können Sie auch in der Mikrowelle zubereiten: Dazu die Knollen unbedingt anstechen, damit sie nicht platzen, und dann rund 4 Minuten garen lassen.

Frühstück: So starten Sie in den Tag

Wenn Sie morgens aufstehen, hat Ihr Körper in der Nacht seine Zuckerreserven aufgebraucht. Mit Vollkornprodukten (Brot, Müsli, Getreideflocken) starten Sie jetzt ideal in den Tag. Sie werden aus dem ganzen Korn hergestellt und sind reich an Vitaminen und Mineralstoffen. Besonders hoch ist ihr Gehalt an Ballaststoffen, die in Ihrem Magen aufquellen und ein wohliges, lang anhaltendes Sättigungsgefühl bei Ihnen auslösen. Bis Vollkornprodukte im Körper in ihre Bestandteile aufgespalten werden, dauert es seine Zeit, so gelangt die Glukose nur langsam ins Blut. Dies verhindert große Blutzuckerschwankungen.

> **!**
>
> Mit Vollkornprodukten, wie Brot, Müsli oder Getreideflocken, starten Sie ideal in den Tag.

Tipp

Vorsicht vor Müslimischungen aus dem Supermarkt. Sie strotzen oft nur so vor Zucker. Ein gesundes Müsli ist schnell auch auf Vorrat gemischt: Vollkornhaferflocken, ein paar Nüsse oder Mandeln, bei Bedarf auch Sonnenblumenkerne oder Sesam. Dann müssen Sie nur noch frische Früchte und Milch oder Joghurt zufügen und genießen.

Kombinationen für ein leckeres und gesundes Frühstück

- Vollkornbrot mit Käse oder Schinken und Tomate
- Vollkornbrot mit Ei
- Vollkornbrot mit Frischkäse und etwas Obstkompott
- Vollkornbrot mit körnigem Frischkäse und frischem Obst
- Vollkornbrot mit einer Scheibe Räucherlachs
- Zuckerfreie Müslimischung mit frischem Obst und Joghurt
- Porridge (aus Haferflocken) mit frischem Obst

Ist Zucker für Diabetiker verboten?

Als Diabetiker können Sie ohne Probleme normalen Zucker in geringen Mengen verwenden. Zucker und gezuckerte Lebensmittel sind für Sie nicht tabu. Etwa zehn Prozent Ihrer Kalorien am Tag (30 bis 50 Gramm) können aus Zucker und gezuckerten Lebensmitteln bestehen. Doch Vorsicht: „Versteckter Zucker", zum Beispiel in Konfitüre, Gebäck oder Limonade, zählt ebenfalls hierzu. Eine gute Alternative sind kalorienfreie Süßstoffe.

Wie die Industrie den Zucker in Lebensmitteln versteckt

Zucker lauert in vielen Lebensmitteln, in denen Sie ihn gar nicht vermuten. Die Industrie tarnt Zucker und seine Verwandten mit Begriffen, die Sie als Verbraucher an der Nase herumführen. So ist der Begriff „Zucker" oft gar nicht auf der Zutatenliste von zuckerreichen Produkten zu finden. Daher kann es ganz schnell passieren, dass Sie völlig unbewusst große Zuckermengen verspeisen, die Ihren Blutzuckerspiegel in die Höhe schnellen lassen. Achten Sie daher beim Einkauf ganz genau auf die Zutatenliste von Lebensmitteln.

Vorsicht, hinter diesen Begriffen versteckt sich Zucker!
- Saccharose (Haushaltszucker aus Rüben oder Zuckerrohr)
- Glukose (Traubenzucker)
- Fruktose (Fruchtzucker)
- Laktose (Milchzucker)
- Dextrose
- Maltodextrin
- Glukosesirup
- Invertzucker

!

Zucker lauert in vielen Lebensmitteln, in denen Sie ihn gar nicht vermuten.

Warum zuckerfreie Lebensmittel oft Kalorienfallen sind

Immer wieder treffen Sie beim Einkauf auf Lebensmittel, die damit werben, dass sie keinen oder weniger Zucker enthalten. Auch hier rate ich Ihnen zu einem ganz genauen Blick auf die Zutatenliste, denn statt kalorienfreier Süßstoffe enthalten diese Lebensmittel oft sogenannte Zuckeraustauschstoffe. Dabei handelt es sich um Fruchtzucker (Fruktose) oder Zuckeralkohole, die durchaus Kalorien enthalten. Sie zählen zu den kalorienhaltigen Süßungsmitteln und sind für Sie keine Alternative zu Haushaltszucker, wenn Sie beispielsweise etwas abspecken möchten. So hat Fruchtzucker (Fruktose) den gleichen Kaloriengehalt wie Haushaltszucker. Zuckeralkohole enthalten circa 40 Prozent weniger Kalorien als Zucker, doch meistens ist ihre Süßkraft geringer als die von Haushaltszucker, sodass entsprechend größere Mengen eingesetzt werden. Sie gelten als Lebensmittelzusatzstoffe.

Zuckeraustauschstoffe lassen Ihren Blutzuckerspiegel zwar nicht so rasant ansteigen wie Zucker, liefern aber trotzdem Kohlenhydrate. Bei übermäßigem Verzehr können sie zu Durchfällen führen. Bis auf eine verminderte Kariesbildung haben sie daher für Diabetiker keine Vorteile.

!

Diese Zuckeralkohole sind als Zusatzstoffe zugelassen: Sorbit, Xylit, Mannit, Maltit, Lactit, Isomalt und Erythrit.

Augen auf bei Werbeversprechen

Hinter folgenden Werbeversprechen verstecken sich sehr oft große Mengen an Zuckeraustauschstoffen, die keinesfalls kalorienfrei sind:

- „Kalorienarm"
- „Ohne Zuckerzusatz"
- „Viel Frucht"
- „Weniger süß"
- „Weniger Zucker"
- „Zuckerfrei"
- „Ohne Kristallzucker"
- „Traubenfruchtsüße"
- „Mit der Süße natürlicher Früchte"

Süßkraft verschiedener Zuckeraustauschstoffe im Vergleich
zu Haushaltszucker

	E-NUMMER	ENERGIEGEHALT	SÜSSKRAFT
Haushaltszucker (Saccharose)	–	4,1 kcal/g	1
Sorbit	E 420	2,4 kcal/g	0,5
Mannit	E 421	2,4 kcal/g	0,3–0,5
Xylit	E 967	2,4 kcal/g	1
Isomalt	E 953	2,4 kcal/g	0,5–0,6
Maltit	E 965	2,4 kcal/g	0,6–0,9
Lactit	E 966	2,4 kcal/g	0,3–0,4
Erythrit	E 968	< 0,2 kcal/g	0,6–0,8

Zuckeralkohole dürfen bestimmten industriell gefertigten Lebensmitteln ohne Mengenbegrenzung zugesetzt werden, wie beispielsweise Desserts, Speiseeis oder Süßwaren. In höheren Mengen können sie Blähungen und Durchfall auslösen. Aus diesem Grund müssen Lebensmittel mit einem Anteil von mehr als 10 Prozent an Zuckeraustauschstoffen den Warnhinweis tragen „Kann bei übermäßigem Verzehr abführend wirken".

Fruchtzucker – der bessere Zucker für Diabetiker?
Ein aktueller Trend der Lebensmittelindustrie ist es, den „schlechten" Haushaltszucker gegen „gesunden" Fruchtzucker (Fruktose) auszutauschen. So finden Sie im Handel immer mehr Produkte, die mit einer „natürlichen Süße" werben – vor allem Getränke. Wenn „zuckerfrei" oder „mit der natürlichen Süße von Früchten" auf der Flasche oder der Verpackung steht, klingt das gleich gesünder, ist es aber oft nicht. Statt des normalen Zuckers steckt viel Fruchtzucker drin, etwa Fruktosesirup oder Saftkonzentrate.

!

Zuckeraustausch-stoffe und Frucht-zucker zählen zu den kalorienhalti-gen Süßungsmit-teln und sind zum Abnehmen nicht geeignet.

Fruktose liefert Ihrem Körper genauso viele Kalorien wie herkömmlicher Zucker aus Zuckerrüben oder Zuckerrohr. Als natürlicher Stoff in Obst schadet Fruchtzucker Ihnen nicht. Als hoch dosierte Zutat in Industrieprodukten führt er jedoch schnell zu Übergewicht. Fruchtzucker hat noch einen anderen Nachteil: Wissenschaftliche Untersuchungen zeigen, dass ein hoher Verzehr von Fruktose nicht nur Übergewicht, sondern auch die Entwicklung von Fettstoffwechselstörungen (Triglyzeride) fördert. Meiden Sie daher als Diabetiker unbedingt den Verzehr von Industrieprodukten mit Fruchtzucker.

Achten Sie sehr genau auf die Packungsangaben
Fruchtzucker ist also keinesfalls gesünder als normaler Haushaltszucker. Inzwischen sind spezielle, mit Fruchtzucker gesüßte Diabetiker-Lebensmittel sogar verboten, denn sie schaden Ihnen mehr, als sie nutzen. Meiden Sie Lebensmittel, bei denen Sie diese Bezeichnungen auf der Zutatenliste finden:
- Fruktose
- Maissirup
- Fruktosesirup

Als natürlicher Stoff in Obst schadet Fruchtzucker Ihnen nicht.

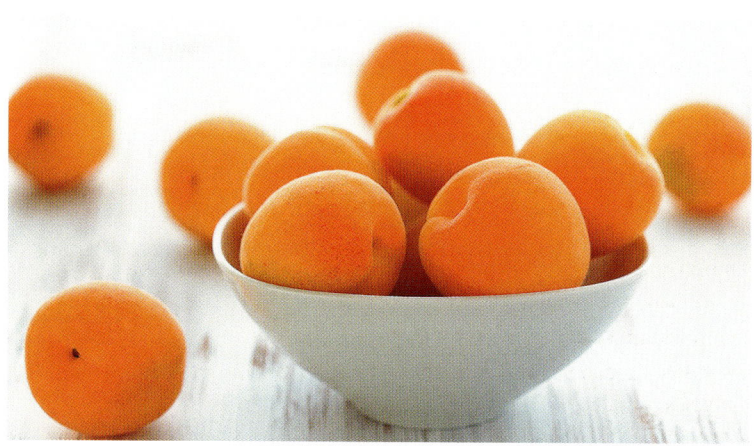

Was steckt hinter Süßstoffen?

Bei Süßstoffen handelt es sich um natürliche oder synthetische Verbindungen mit einer enorm hohen Süßkraft, die um das 30- bis 3.000-Fache über der des Haushaltszuckers liegt. Sie liefern Ihrem Körper gar keine oder nur sehr wenige Kalorien. Aufgrund ihrer hohen Süßkraft werden sie nur in kleinen Mengen eingesetzt, vor allem in kalorienreduzierten Lebensmitteln, als Tafelsüße und in Getränken. Süßstoffe haben aber auch Nachteile. So stehen sie in dem Verdacht, dass sie Heißhunger auf Süßes auslösen können. Wer regelmäßig Süßstoffe zu sich nimmt, gewöhnt sich außerdem schnell an den intensiven Süßgeschmack und empfindet dann natürliche Lebensmittel als fade. In Maßen eingesetzt sind Süßstoffe für Diabetiker aber eine gute Alternative.

!

Süßstoffe sind tatsächlich kalorienfrei, können aber Heißhunger auf Süßes wecken.

Süßstoffe – ein Überblick

Nach dem Zusatzstoffrecht sind für bestimmte Lebensmittel folgende Süßstoffe einschließlich Tafelsüßen erlaubt:

- Saccharin (E 954)
- Cyclamat (E 952)
- Aspartam (E 951)
- Acesulfam-K (E 950)
- Thaumatin (E 957)
- Neohesperidin C (E 959)
- Sucralose (E 955)
- Acesulfam-Aspartamsalz (E 962)
- Neotam (E 961)
- Steviaglycoside (E 960)

Süßstoffe erhalten Sie in verschiedenen Formen im Handel:

- Als Tafelsüße
- In Tablettenform für Heißgetränke
- Als flüssigen Süßstoff zum Kochen, Backen und für Desserts
- Als Streusüßen

IHRE AUFGABEN FÜR DIESE WOCHE

1 Erstellen Sie Ihre persönliche Liste der Kohlenhydrate.

Meine Top-Kandidaten unter den Kohlenhydratlieferanten:

_____

_____

Diese Lebensmittel werde ich nur noch gelegentlich essen:

_____

_____

Diese Lebensmittel werde ich von meinem Speiseplan streichen:

_____

_____

Ausnahmen – kleine Sünden –, die ich mir ab und zu noch gönnen werde:

_____

_____

2 Stöbern Sie in Ihrem Schrank und studieren Sie die Zutatenlisten Ihrer Vorräte. Wie sieht es mit Zucker und Zuckeraustauschstoffen aus? Gibt es Lebensmittel, die Sie in Zukunft besser seltener zu sich nehmen sollten?

_____

_____

3 Untersuchen Sie beim Einkauf alle Lebensmittel auf Ihren Gehalt an Zucker und Zuckeraustauschstoffen.

REZEPTE

Spaghetti Bolognese

Nährwert pro Portion
509 kcal/2130 kJ
27 g Eiweiß
78 g Kohlenhydrate
16 g Ballaststoffe
10 g Fett
5,5 BE

Zutaten für 2 Portionen
½ kleine Zwiebel
200 g Möhren
200 g Vollkornspaghetti
Salz
1 EL Rapsöl
100 g Beefsteakhack
1 Pck. stückige Tomaten (ca. 400 g)
1 TL Oregano
½ Bund Petersilie
Cayennepfeffer

Zubereitung
Zwiebel und Möhren schälen und fein würfeln.
Die Spaghetti nach Packungsanleitung in kochendem Salzwasser bissfest garen.
Das Öl in einer Pfanne erhitzen und das Hackfleisch darin scharf anbraten. Zwiebeln, Möhren und Tomatenstückchen zugeben und alles zugedeckt bei mittlerer Hitze ca. 5 Minuten garen.
Die Sauce mit Oregano, Salz und Cayennepfeffer würzen und mit den Nudeln auf zwei Tellern anrichten. Mit der Petersilie bestreuen.

Zwiebelgulasch mit Bandnudeln

Nährwert pro Portion
488 kcal/2040 kJ
36 g Eiweiß
18 g Fett
45 g Kohlenhydrate
~ 4 BE

Zutaten für 2 Portionen
100 g Rindfleisch
100 g Schweinefleisch
3 Zwiebeln
1 rote Paprikaschote
1 EL Rapsöl
1 EL Tomatenmark
½ Dose passierte Tomaten (ca. 200 g)
125 ml Gemüsebrühe
120 g Vollkornbandnudeln
½ Bund Schnittlauch
Salz, Pfeffer

Zubereitung
Das Fleisch in Würfel schneiden. Zwiebeln schälen, Paprika waschen und putzen und beides ebenfalls würfeln. Das Öl in einem großen Topf erhitzen, darin Zwiebeln und Fleisch scharf anbraten. Tomatenmark dazugeben und kurz mitbraten, dann Paprika, passierte Tomaten und Brühe dazugeben. Das Gulasch im geschlossenen Topf 50 Minuten garen.
Salzwasser zum Kochen bringen und die Bandnudeln nach Packungsanweisung al dente garen. Den Schnittlauch in Röllchen schneiden. Das Gulasch mit Salz und Pfeffer würzen. Die Nudeln mit Schnittlauchröllchen garnieren und mit dem Gulasch servieren.

7. WOCHE
Was macht Ballaststoffe für Diabetiker so wertvoll?

Ballaststoffe sind alles andere als nur lästiger Ballast, wie der Name vermuten lässt. Ganz im Gegenteil sind sie ein wahrer Fitnesstrainer für Ihren Körper, der nur in pflanzlichen Lebensmitteln steckt. Dabei werden Ballaststoffe von Ihrem Körper gar nicht verdaut, unterstützen Ihre Gesundheit aber trotzdem auf ganz unterschiedlichen Wegen.

Was sind Ballaststoffe?
- Ballaststoffe sind nicht verwertbare Kohlenhydrate.
- Sie stecken nur in pflanzlichen Nahrungsmitteln wie Getreide, Hülsenfrüchten, Kartoffeln, Gemüse und Obst.
- Sie werden vom Körper nicht gespalten und erhöhen deshalb auch Ihren Blutzuckerspiegel nicht.

Die Vorteile von Ballaststoffen

Der Blutzuckerspiegel bleibt im Rahmen

!

Eine ballaststoffreiche Ernährung wirkt sich positiv auf Ihren Blutzuckerspiegel aus.

Ballaststoffreiche Lebensmittel wie Vollkornprodukte, Gemüse, Obst und Hülsenfrüchte erfordern von Ihrem Körper viel Verdauungsarbeit. Das verbraucht nicht nur Kalorien, sondern der Zucker gelangt dadurch auch nur langsam ins Blut. Wenn Sie zuckerhaltige Lebensmittel gemeinsam mit ballaststoffreichen verzehren, steigt der Blutzucker nicht so schnell an. Sie beugen größeren Schwankungen des Blutzuckerspiegels vor, und Ihr Körper muss keine großen Insulinmengen auf die Reise schicken, um die Zuckerspitzen abzufangen. Durch eine ballaststoffreiche Ernährung verbessern Sie also Ihre diabetische Stoffwechsellage auf natürliche Weise. Also gönnen Sie sich ruhig ab und zu Ihr Marmeladen-Vollkornbrot.

Ballaststoffe regulieren Ihre Blutfette

Besonders die sogenannten wasserlöslichen Ballaststoffe aus Haferflocken und Früchten (z. B. Pektin in Äpfeln und Beerenfrüchten) wirken sich positiv auf Ihre Blutfettwerte aus. Sie können in Ihrem Darm Gallensäuren binden und ausscheiden, die zu etwa 80 Prozent aus Cholesterin bestehen. So wird Ihrem Körper auf natürlichem Weg Cholesterin entzogen und auch noch ganz gezielt das LDL-Cholesterin, also das schlechte Cholesterin. Das gefäßschützende HDL-Cholesterin bleibt im Körper. Um neue Gallensäuren zu bilden, verbraucht Ihr Körper dann Cholesterin, wodurch Ihr Cholesterinspiegel im Blut sinkt.

Wertvolle Helfer beim Abspecken

Ballaststoffe sind wahre Sattmacher. Sie binden große Wassermengen und quellen dann im Magen auf. So ist Ihr Magen gut gefüllt und Sie fühlen sich lange angenehm satt. Außerdem müssen Sie ballaststoffreiche Speisen lange kauen, wodurch Sie langsamer essen und sich rasch ein Sättigungsgefühl einstellt – dadurch wirken sie regelrecht als „Kalorienbremse". Nur wenn Sie das Gefühl haben, auch wirklich satt zu sein, werden Sie sich dauerhaft von überflüssigen Fettpölsterchen befreien können.

!

Ballaststoffe sättigen hervorragend.

Ballaststoffe halten Ihren Darm in Form

Die Verdauungsenzyme sind nicht in der Lage, Ballaststoffe zu knacken, sodass sie unverändert in den Dickdarm wandern. Das freut Ihre Darmbakterien, denn für sie sind diese Pflanzenstoffe eine wichtige Nahrungsquelle, somit fördern Ballaststoffe die Entwicklung einer aktiven und stabilen Darmflora. In einer gesunden Darmflora sind viele kleine Helfer Ihres Immunsystems aktiv, und das stärkt schließlich Ihre Abwehrkräfte. Aber das ist noch lange nicht alles: Durch einen hohen Ballaststoffverzehr nimmt Ihr Stuhlvolumen zu. Dadurch werden die natürlichen Bewegungen Ihres Darms (Darmperistaltik) angeregt, und Ihre Verdauung kommt so richtig in Fahrt. Ballaststoffe binden auch giftige Stoffwechselprodukte, die dann nicht lange in Ihrem Darm bleiben, sondern ihn zügig auf natürlichem Weg verlassen. So leisten die wertvollen Pflanzenstoffe einen wichtigen Beitrag zur Vorbeugung von Dickdarmkrebs.

Etwa 30 Gramm Ballaststoffe pro Tag reichen bereits aus, damit Sie von den gesundheitlichen Vorteilen profitieren.

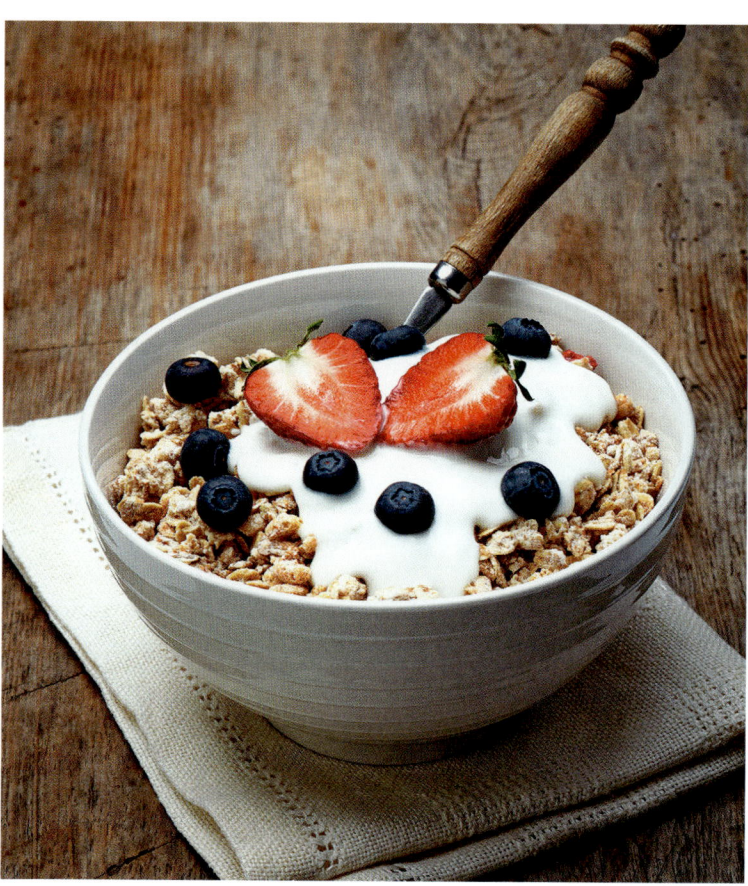

Ballaststoffreiche Ernährung leicht gemacht

Etwa 30 Gramm Ballaststoffe pro Tag reichen bereits aus, damit Sie von den gesundheitlichen Vorteilen profitieren. Doch Ballaststoffe brauchen Flüssigkeit. Wenn Sie also ab jetzt mehr Ballaststoffe essen, achten Sie darauf, dass Sie reichlich trinken – mindestens 1,5 bis 2 Liter pro Tag.

!

Ballaststoffe brauchen Flüssigkeit! Trinken Sie mindestens 1,5 bis 2 Liter pro Tag.

Die besten natürlichen Ballaststoffquellen
- Gemüse
- Obst
- Hülsenfrüchte
- Getreideflocken
- Vollkornprodukte (Brot, Nudeln, Reis)

So steigern Sie Ihre Ballaststoffaufnahme

ARM AN BALLASTSTOFFEN	REICH AN BALLASTSTOFFEN
Weizenbrötchen, Weißbrot	Vollkornbrot, Leinsamenbrot, Pumpernickel
Cornflakes	Getreideflocken
Kuchen, Torten, Waffeln, Kekse, Zwieback	Vollkornkekse, Vollkornzwieback, Kuchen mit Vollkornmehl gebacken, Früchtebrot
Weiße Nudeln	Gelbe Hirse, Grünkern, Vollkornnudeln
Weißer Reis	Vollkornreis, Naturreis
Pudding, Cremespeisen, Eis	Beerenfrüchte, Rote Grütze, Obstsalat, Müsli, Backobst

So viele Ballaststoffe stecken in Ihren Lebensmitteln

LEBENSMITTEL	BALLASTSTOFFGEHALT pro Portion in Gramm
200 g Erbsen	10,0
60 g Linsen (Trockenprodukt)	10,0
125 g Johannisbeeren	9,0
200 g Rosenkohl	8,8
200 g Möhren	7,6
200 g Brokkoli	6,0
50 g Haferflocken	5,0
150 g Paprika	5,0
60 g Vollkornnudeln (roh)	4,8
1 Scheibe Roggenvollkornbrot	4,1
50 g Müsli (Trockenmischung)	4,0
1 Scheibe Weizenvollkornbrot	3,4
1 Apfel	3,0
1 Scheibe Roggenmischbrot	2,7
200 g Salzkartoffeln	2,2
60 g Nudeln (roh)	2,0
1 kleine Banane	2,0
1 helles Weizenbrötchen	1,4
1 Scheibe helles Toastbrot	0,9
1 Tomate	0,5

So könnte ein ballaststoffreicher Tag aussehen

Essen Sie täglich etwa zwei bis drei Scheiben Vollkornbrot, eine Portion Getreideflocken oder Müsli sowie eine Portion Kartoffeln, Vollkornreis oder Vollkornnudeln. Setzen Sie täglich fünf Portionen Gemüse und Obst auf Ihren Speiseplan und ein- bis zweimal pro Woche Hülsenfrüchte.

So einfach verzehren Sie 30 Gramm Ballaststoffe pro Tag

LEBENSMITTEL	BALLASTSTOFFGEHALT in g
2 Scheiben Vollkornbrot	8,0
1 kleiner Apfel	2,0
160 g Beerenfrüchte	5,0
200 g Kartoffeln	6,0
200 g Gemüse (Brokkoli, Bohnen)	6,0
100 g Rettich	3,0

Tipp

Es ist völlig normal, wenn Sie anfangs unter Beschwerden wie Blähungen leiden. Ihre Darmflora muss sich erst auf die neue Kost einstellen. Steigern Sie Ihre Ballaststoffaufnahme schrittweise – jeden Tag ein wenig mehr, mit der Zeit wird sich Ihr Körper daran gewöhnen.

Augen auf beim Brotkauf

Die Sättigungswirkung von Vollkornbrot ist deutlich höher als die von Weißbrot, und es ist günstiger für den Blutzuckerspiegel. Dennoch bevorzugen viele Menschen Weißbrot, weil ihnen der Geschmack gefällt und es leichter zu kauen ist. Wenn Sie hier als Diabetiker Ihren Speiseplan ändern, legen Sie den Grundstein für eine gesündere Lebensweise mit einer besseren Stoffwechselkontrolle. Aber Vorsicht! Nicht jedes Brot, das aussieht wie Vollkornbrot, enthält auch Vollkornmehl. Lassen Sie sich nicht durch Begriffe wie „Vollwert", „Kraftkorn" oder „Mehrkorn" blenden. Nur der Begriff „Vollkorn" ist gesetzlich geschützt und garantiert Ihnen, dass ein Getreideprodukt zu mindestens 90 Prozent aus dem ganzen Korn hergestellt wird. Dabei müssen die Körner nicht zu sehen sein, weil auch Vollkornmehl fein vermahlen werden kann. Die meisten sogenannten Körnerbrötchen oder Körnerbrote sind keine Vollkornerzeugnisse. Dabei handelt es sich vielmehr um Brötchen oder Brot aus Auszugsmehl (Weißmehl), die mit Malz gefärbt werden und denen Körner, besser gesagt Ölsaaten (z. B. Leinsamen, Sonnenblumenkerne, Kürbiskerne, Sesamsaat) zugefügt werden. Hier gaukelt man Ihnen nur vor, dass es sich um echte Vollkornerzeugnisse handelt. Fragen Sie daher beim Bäcker genau nach – gut beraten werden Sie in Bioläden.

!

Nur der Begriff „Vollkorn" garantiert Ihnen, dass ein Getreideprodukt zu mindestens 90 Prozent aus dem ganzen Korn hergestellt wird.

Wichtig
Wenn Sie selbst backen, achten Sie auf die „Type" des Mehls, das Sie verwenden: Je höher die Mehltype, desto mehr Bestandteile des ganzen Korns sind darin enthalten. So hat Vollkornmehl die Typ-Bezeichnung 1800 bis 2000 und Weißmehl Typ 405.

Warum Hülsenfrüchte für Diabetiker so wertvoll sind

Hülsenfrüchte sind ein fester Bestandteil in der traditionellen Mittelmeerküche, die vor vielen Zivilisationskrankungen wie Herz-Kreislauf-Erkrankungen oder Diabetes Typ 2 schützt. Bei uns führen die „Früchtchen" eher ein Schattendasein – und das muss sich ändern! Hülsenfrüchte sind die reifen Samen von Erbsen, Bohnen und Linsen. Sie sind fettarm, aber reich an Vitaminen, Mineralstoffen, Ballaststoffen und pflanzlichem Eiweiß. Hülsenfrüchte sind für Diabetiker besonders geeignet, da sie einen geringen Blutzuckeranstieg bewirken. Klinische Studien zeigen, dass eine entsprechende Diät Ihren Blutdruck senken und Ihren HbA1c-Wert um 0,5 Prozentpunkte verringern kann, und zwar beim Verzehr von mindestens einem Becher gekochte Bohnen, Kichererbsen, Linsen oder anderen Hülsenfrüchten pro Tag. Der HbA1c-Wert gibt die durchschnittliche Blutzuckerkonzentration der letzten acht bis zwölf Wochen an und ist damit eine Art Blutzuckerlangzeitgedächtnis Ihres Körpers (siehe Seite 28).

!

In einem gut sortierten Supermarkt finden Sie viele unterschiedliche Linsen-, Erbsen- und Bohnensorten.

Tipps für die Zubereitung von Hülsenfrüchten

- Ungeschälte Hülsenfrüchte weichen Sie vor dem Garen ca. zwölf Stunden in der vierfachen Menge an Wasser ein.
- Kochen Sie sehr kalkhaltiges Wasser vor dem Einweichen kurz ab.
- Geschälte Hülsenfrüchte müssen Sie vor der Zubereitung nicht einweichen.
- Wenn Sie Linsen etwas Essig zusetzen, sind sie viel leichter verdaulich.
- Salzen Sie Hülsenfrüchte erst nach dem Garen, sonst bleiben sie zu lange hart.
- Bei Verdauungsproblemen verwenden Sie geschälte Hülsenfrüchte.

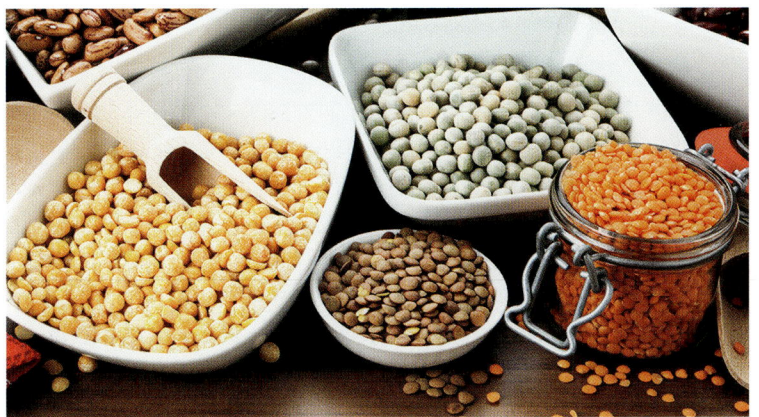

Hülsenfrüchte bewirken nur einen geringen Blutzuckeranstieg.

IHRE AUFGABEN FÜR DIESE WOCHE

1 Machen Sie sich eine Einkaufsliste. Bei welchen Lebensmitteln werden Sie ab heute zu ballaststoffreichen Varianten greifen? Und welche könnten das sein?

Brot: _____

Gebäck: _____

Müsli: _____

Nudeln: _____

Reis: _____

Nachtisch: _____

2 Schreiben Sie auf, wie Sie Ihre 30 Gramm Ballaststoffe pro Tag aufnehmen können. Wenn Sie sich bisher ballaststoffarm ernährt haben, steigern Sie die Menge nach und nach.

	FRÜHSTÜCK	MITTAGESSEN	ABENDESSEN	ZWISCHENDURCH
1. Woche				
2. Woche				
3. Woche				
4. Woche				

3 Sammeln Sie Rezepte zu Hülsenfrüchten
Beispiele: Linsensalat, Erbsensuppe, Kichererbsenbratlinge

_____

_____

REZEPTE

Türkischer Linsensalat

Nährwert pro Portion
253 kcal/1058 kJ
13 g Eiweiß
15 g Fett
16 g Kohlenhydrate
0 BE

Zutaten für 2 Portionen
125 g getrocknete Linsen
375 ml Gemüsebrühe
1 rote Paprikaschote
1 große Tomate
1 Zwiebel
60 g Schafskäse, 45 % Fett i. Tr.
½ Bund Basilikum
1 EL Zitronensaft
1 EL Olivenöl
Salz, Pfeffer

Zubereitung
Die Linsen über Nacht in reichlich Wasser einweichen. Am nächsten Tag abgießen und abtropfen lassen. Die Gemüsebrühe zum Kochen bringen und die Linsen darin ca. 45 Minuten bissfest garen. Abgießen und in eine Schüssel geben.
Paprika und Tomate waschen, putzen und in kleine Würfel schneiden. Die Zwiebel schälen und ebenfalls in kleine Würfel schneiden. Den Schafskäse grob würfeln. Basilikum in feine Streifen schneiden. Alles zu den Linsen geben und mischen. Aus Zitronensaft, Öl, Salz und Pfeffer ein Dressing herstellen und über den Salat gießen.

Grüne Frittata mit scharfem Tomatendip

Nährwert pro Portion
293 kcal/1225 kJ
19 g Eiweiß
16 g Fett
18 g Kohlenhydrate
7 g Ballaststoffe
0 BE

Zutaten für 2 Portionen
1 Bund Frühlingszwiebeln
1 EL Rapsöl
150 g Erbsen (TK)
½ Bund Petersilie
3 Eier
Salz, Pfeffer
Muskat
½ Pck. stückige Tomaten (ca. 180 g)
1 EL Schnittlauchröllchen
Cayennepfeffer

Zubereitung
Die Frühlingszwiebeln waschen und in dünne Ringe schneiden. Das Öl in einer großen beschichteten Pfanne erhitzen, Erbsen und Frühlingszwiebeln darin 2 Minuten andünsten. Die Petersilie waschen und hacken. Eier mit Petersilie, Salz, Pfeffer und Muskat verquirlen und über das Gemüse gießen. In der offenen Pfanne rund 6 Minuten stocken lassen. Die Frittata mithilfe eines großen Tellers wenden und weitere 4 Minuten braten. Inzwischen für den Dip die Schnittlauchröllchen unter die Tomaten mischen, mit Salz und Cayennepfeffer würzen. Die Frittata auf eine Platte gleiten lassen und mit dem Tomatendip servieren.

8. WOCHE
„5 am Tag" – Obst und Gemüse

Essen Sie so oft wie möglich frisches Obst und Gemüse: Keine Vitaminpille, kein Nahrungsergänzungsmittel und kein noch so hoch beworbenes Lebensmittel der Industrie kann Ihrem Körper den Powercocktail dieser natürlichen Lebensmittel bieten. Inzwischen erhalten Sie das ganze Jahr über frische Ware – nutzen Sie das Angebot. Auch Obst und Gemüse aus der Tiefkühltruhe sind eine gute Wahl. Sogar die gute alte Konserve leistet Ihnen gute Dienste, wenn es mal schnell gehen muss. Der kleine Klecks Fruchtmark oder die Fruchtzubereitung in Ihrem Industrienachtisch ersetzt allerdings keine Obstportion. Und mit Fertiggerichten, die Gemüsemischungen enthalten, muten Sie Ihrem Körper oft viel zu: Zusatzstoffe, Aromen, Zucker und Fett.

Essen Sie so oft wie möglich frisches Obst und Gemüse – am besten fünf Portionen täglich.

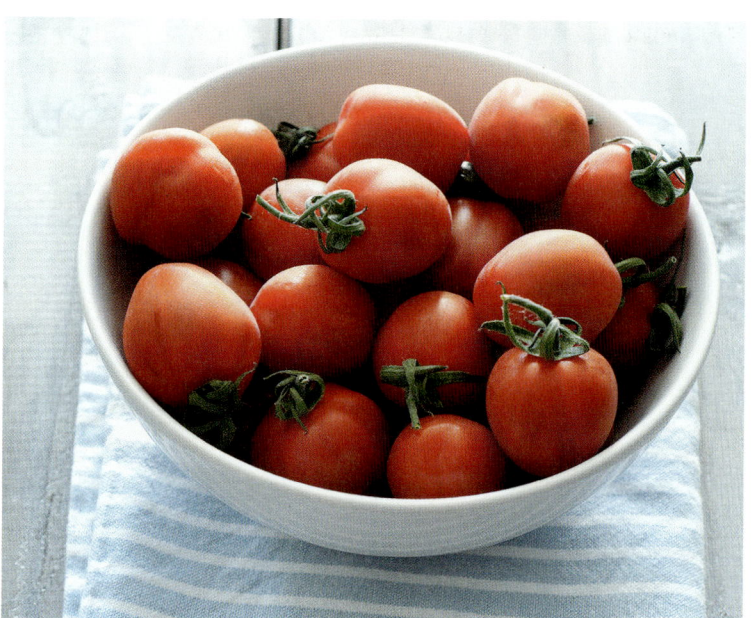

Das steckt wirklich in Obst und Gemüse

Neben Getreideprodukten sind Obst und Gemüse die wichtigsten Kohlenhydratquellen und sichern Ihre Vitaminversorgung. Die wertvollen Vitamine aus frischem Obst und Gemüse lassen sich nicht durch Pillen ersetzen. Sie können ihre volle Wirkung nur dann entfalten, wenn sie in Kombination mit Eiweißen, Kohlenhydraten, Fetten und Mineralien aufgenommen werden – also in Form von natürlichen Lebensmitteln.

> **!**
>
> Vitamine aus frischem Obst und Gemüse lassen sich nicht durch Pillen ersetzen.

Das leisten Vitamine

WERTVOLLE VITAMINE	WORIN SIND SIE VOR ALLEM ENTHALTEN?	WOFÜR SIND SIE WICHTIG?
Vitamin A	Möhren, Brokkoli, Tomaten, Grünkohl	• Schutz der Hautfunktion • Sehschärfe • Knochenaufbau
B-Vitamine	Grünkohl, frische Kräuter, Bohnen, Linsen, Erbsen, Sauerkraut, Brokkoli, Nüsse, Grapefruit	• Herz- und Gefäßgesundheit • Sauerstoffversorgung im Blut • Stoffwechsel und Verdauung
Vitamin C	Paprika, Erdbeeren, Orangen, Johannisbeeren, Äpfel, Hagebutten, Kohl, Blattsalat, Nüsse, Sprossen	• Stärkung der Immunabwehr • Schutz vor Infektionen • Vorbeugung von Herzinfarkt
Vitamin D	Verschiedene Kohlsorten, Pilze, Keimlinge Bildung durch Sonnenlicht	• Erkältungsschutz • Hemmung von Entzündungen • Fließeigenschaften des Blutes
Vitamin E	Bohnen, Lauch, Schwarzwurzel, Grünkohl, Brokkoli	• Stoffwechsel • Vorbeugung von Arteriosklerose
Vitamin K	Sauerkraut, Rosenkohl, Rotkohl, Spinat, Kohlrabi, grüne Blattsalate	• Produktion von Eiweißstoffen für die Blutgerinnung, • Schutz gegen Herz-Kreislauf-Erkrankungen

Antioxidantien – für Diabetiker besonders kostbar

!

Antioxidantien sind für Diabetiker besonders wichtig, da freie Radikale bei der Entwicklung von Folgeerkrankungen des Diabetes eine tückische Rolle spielen.

Durch ihren hohen Wassergehalt liefern Gemüse und Obst Ihrem Körper nur wenig Energie, aber viele lebensnotwendige Stoffe wie Vitamine, Mineralstoffe und die sogenannten sekundären Pflanzenstoffe. Alles wichtige Mikronährstoffe, die als Antioxidantien beim Schutz vor oxidativem Stress eine große Rolle spielen. Antioxidantien schützen Ihren Körper vor freien Radikalen, die Zellen und Gewebe angreifen und beispielsweise das Wachstum von Krebszellen fördern. Eine gute Versorgung mit Antioxidantien ist für Sie als Diabetiker besonders wichtig, da freie Radikale bei der Entwicklung von Folgeerkrankungen des Diabetes eine tückische Rolle spielen. Wirksam sind hier besonders Vitamin C, Vitamin E und sekundäre Pflanzenstoffe wie Karotinoide, Lycopine, Flavonoide und Polyphenole.

Karotinoide sind gelbe und rote Pflanzenfarbstoffe, die vor allem in Möhren und Tomaten enthalten sind. Lycopine, Flavonoide und Polyphenole kommen in Tomaten, Beerenfrüchten, Äpfeln, Granatapfel und Grünkohl vor. Sekundäre Pflanzenstoffe aus Hülsenfrüchten (Bohnen, Linsen, Erbsen, Sojabohnen), Getreide und Kartoffeln wirken sich positiv auf Ihren Blutzuckerspiegel aus. Sie verlangsamen den Abbau von Kohlenhydraten, die so langsamer in Ihr Blut gelangen. All diese Antioxidantien sind wertvolle bioaktive Stoffe, die helfen, Entzündungen in Ihrem Körper zu hemmen, die Fließeigenschaften des Blutes zu verbessern und Erkrankungen des Herz-Kreislauf-Systems vorzubeugen. Davon profitieren Sie als Diabetiker besonders, weil bei Ihnen aufgrund Ihres „süßen, klebrigen Blutes" eine höhere Gefahr für Arterienverkalkung und Verdickung der Gefäßwände besteht. Immerhin ist das Risiko, einen Herzinfarkt zu erleiden, für Menschen mit Diabetes vier- bis sechsmal höher als für Stoffwechselgesunde.

Schützt Brokkoli vor Krebs?

Einige dieser Pflanzenstoffe (Glucosinolate) geben Kohlgemüse wie Kohlrabi und Brokkoli ihren typischen Geschmack. Sie können Vorgänge in Ihrem Körper stoppen, die an der Entstehung von Krebs beteiligt sind, und senken so das Risiko für Darm- und Lungenkrebs. Andere Stoffe (Monterpene) können Sie sogar riechen: Sie lassen Minze, Orangen, Zitronen und Thymian duften. Untersuchungen zeigen, dass die Aromageber Krankheitserreger ausschalten und einen krebsvorbeugenden Effekt haben. Die meisten gesundheitsfördernden Wirkungen entfalten nach Meinung von Experten Polyphenole. Sie schmecken herb bis bitter und stecken beispielsweise in Kaffee und Tee. Sie helfen ebenfalls bei der Krebsvorbeugung und können Ihr Risiko für Herz-Kreislauf-Krankheiten senken.

! Allen sekundären Pflanzenstoffen wird zugeschrieben, dass sie das Krebsrisiko senken.

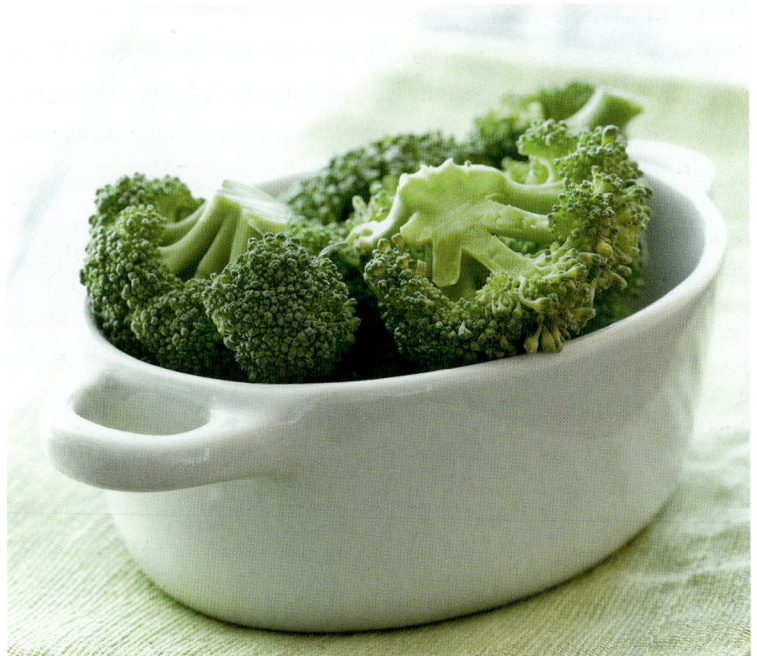

Brokkoli und andere Kohlgemüse enthalten wertvolle Glucosinolate.

Sekundäre Pflanzenstoffe schützen und stärken Ihren Körper

SEKUNDÄRE PFLANZENSTOFFE	FUNKTION UND MÖGLICHE WIRKUNG	ENTHALTEN UNTER ANDEREM IN
Carotinoide	• Stärkung der Abwehrkräfte • Schutz von Haut und Schleimhäuten • Schutz vor Krebs	Tomaten, Möhren, Grünkohl, Fenchel, Spinat, Chicorée, Paprika, Aprikosen, Mangos, Kürbis
Protease-Inhibitoren	• Schutz vor Krebs und Zellschäden	Sojabohnen, Kartoffeln, Getreide
Glucosinolate	• Senkung des Risikos für bestimmte Krebserkrankungen	Kohlgemüse, Rettich, Kresse, Radieschen, Sauerkraut, Senf
Monoterpene	• Schutz vor Krebs und Infektionen • Antimikrobielle Wirkung	Zitrusfrüchten, Gewürzen wie Kümmel, Anis, Fenchel, Koriander, Basilikum
Phytoöstrogene	• Schutz vor hormonabhängigen Krebsarten	Hülsenfrüchten, Getreide, Leinsamen, Soja
Phytosterine	• Schutz vor Krebs und Herz-Kreislauf-Erkrankungen • Senkt den Cholesterinspiegel	Sojabohnen, Avocados, Hülsenfrüchten, Nüssen, Sesam, Sonnenblumenkernen
Polyphenole	• Schutz vor Krebs, Herz-Kreislauf-Erkrankungen, Zellschäden, Infektionen und Entzündungen	Rotkohl, Radieschen, roten Zwiebeln, roten Salaten, Auberginen, Kirschen, Trauben, Pflaumen, Erdbeeren, Kakao, Rotwein, Kaffee, schwarzem und grünem Tee
Saponine	• Schutz vor Krebs, Herz-Kreislauf-Erkrankungen und Infektionen • Stärkung des Immunsystems • Senkt den Cholesterinspiegel	Hafer, Hülsenfrüchten, Spargel, Spinat
Sulfide	• Schutz vor Krebs, Herz-Kreislauf-Erkrankungen, Zellschäden, Infektionen, Entzündungen und Verdauungsstörungen	Knoblauch, Zwiebeln, Porree, Schnittlauch

So steigern Sie Ihren Verzehr von Obst und Gemüse

- Bevorzugen Sie frisches Obst und Gemüse, dies hat den höchsten Gehalt an gesundheitsfördernden Inhaltsstoffen.
- Ein Glas Frucht- oder Gemüsesaft ersetzt eine Tagesration.
- Tiefkühlgemüse und -obst (nur blanchiert und nicht als Fertiggericht zubereitet) enthalten viele Nährstoffe. Sie bieten Ihnen eine Alternative zu Frischware, wenn die Zeit mal knapp ist.
- Viele Gemüsesorten werden bekömmlicher, wenn Sie diese in wenig Gemüsebrühe dünsten.
- Rohkost ist besser verdaulich, wenn sie fein geraspelt ist.
- Rohes, püriertes Gemüse verfeinert Saucen und Suppen und liefert eine Extraportion sekundäre Pflanzenstoffe.
- Werten Sie Joghurt und Quarkspeisen mit frischem Obst auf.
- Nützen Sie die Obst- und Gemüseangebote der Saison, so wird Ihre Speisekarte abwechslungsreicher.
- Essen Sie zum Brot immer etwas Frisches, wie z. B. Tomaten, Radieschen, Paprika, Möhren oder Gurkenscheiben.

> **!**
>
> Grüne Smoothies sind gut für Gemüsemuffel.

So könnte Ihr Tag mit „5 am Tag" aussehen:

Frühstück:	Müsli mit einem Apfel (Birne, Banane) oder Vollkornbrot mit einem Glas Fruchtsaft
2. Frühstück:	Belegtes Brot, dazu Obst oder Rohkost wie Tomaten, Kohlrabi, Möhren, Paprika
Mittagessen:	Ein Salat oder Gemüsesuppe als Vorspeise und eine Portion Gemüse als Beilage
Abendessen:	Ein kleiner Salatteller oder ein belegtes (Vollkorn-)Brot, dazu Radieschen oder Tomaten

So leicht schaffen Sie fünf Portionen

Essen Sie jeden Tag drei Portionen Gemüse und zwei Portionen Obst über den Tag verteilt. Ihre Tagesration liegt etwa bei 650 Gramm. Als Maß verwenden Sie einfach Ihre Hände: Was in eine Hand passt, gilt als eine Tagesration, wie beispielsweise ein Apfel, eine Tomate, eine Paprika. Bei den Portionsgrößen können Sie sich an folgenden Beispielen orientieren:

1 Portion Gemüse
- 1 kleiner Kohlrabi, 1 Paprika oder 1 große Tomate
- 2 Hände voll Salat oder klein geschnittener Kartoffeln, Möhren, Brokkoli, Champignons oder Spinat
- 1 kleine Dose Gemüse (ca. 125 g), ohne Fertigsauce
- 1 Handvoll getrocknete Hülsenfrüchte wie Linsen oder Erbsen
- 1 Handvoll Sauerkraut oder sauer eingelegtes Gemüse
- 1 Glas Tomaten- oder Möhrensaft

1 Portion Obst
- 1 Apfel, 1 Banane, 1 Orange oder 1 Pfirsich
- 2 Hände voll Erdbeeren, Himbeeren oder Trauben
- 4 Esslöffel Fruchtkompott ohne Zucker
- 2 Hände voll Beerenmischung (frisch oder tiefgekühlt)
- 5 Trockenpflaumen oder getrocknete Aprikosen
- ½ Handvoll Nüsse (ca. 25 g)

!

Eine Obstportion können Sie auch durch Nüsse ersetzen. Aufgrund des hohen Energie- und Fettgehaltes aber bitte nicht mehr.

Die richtige Wahl bei Obst und Gemüse

Greifen Sie als Diabetiker zu Obst- und Gemüsesorten mit einem geringen glykämischen Index. So entlasten Sie Ihren Körper, denn er hat dann einfach mehr Zeit, um das benötigte Insulin herzustellen.

Der Glykämische Index (GI) von Obst und Gemüse

GLYKÄMISCHER INDEX	OBST	GEMÜSE
Niedrig Langsamer/niedriger Blutzuckeranstieg Hoher Sättigungsgrad	Äpfel, Beerenfrüchte, Aprikosen, Kirschen, Kiwis, Pfirsiche, Pflaumen, Mandarinen, Orangen, Grapefruit	Brokkoli, Auberginen, Chicorée, Gurken, Kohl, Möhren, Hülsenfrüchte, Paprika, Pilze, Radieschen, Spinat, Tomaten, Zucchini
Mittel Mäßiger Blutzuckeranstieg Mittlerer Sättigungsgrad	Ananas, Bananen, Mangos, Honigmelonen, Papayas, Weintrauben	Grüne Erbsen, Kartoffeln (gekocht oder als Pellkartoffeln), Kürbis, Mais, Rote Beete, Möhren (gekocht)
Hoch Schneller/hoher Blutzuckeranstieg Geringer Sättigungsgrad	Frittiertes und gezuckertes Obst, Bananenchips, Trockenobst, gebackene Pflaumen, gesüßtes Obst aus Konserven	Fertiggerichte aus Kartoffeln (Pommes, Kartoffelklöße)

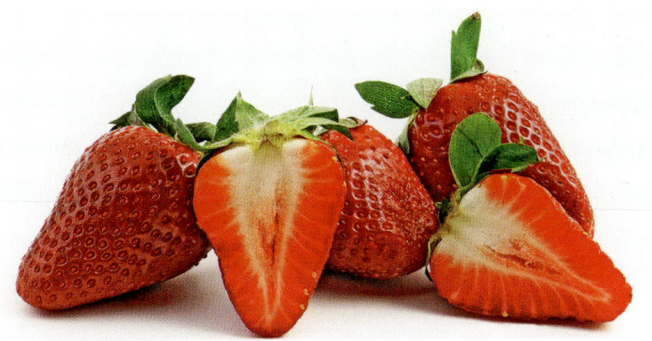

Greifen Sie zu Obst und Gemüse mit einem niedrigen Glykämischen Index wie z. B. Beerenfrüchten.

Zählen Sie mit, ob Sie Ihre fünf Portionen Obst und Gemüse am Tag tatsächlich schaffen. Führen Sie dazu eine Strichliste.

WOCHENTAG	1. PORTION	2. PORTION	3. PORTION	4. PORTION	5. PORTION
Montag					
Dienstag					
Mittwoch					
Donnerstag					
Freitag					
Samstag					
Sonntag					

REZEPTE

Exotischer Obstsalat

Nährwert pro Portion
163 kcal /680 kJ
3 g Eiweiß
4 g Fett
24 g Kohlenhydrate
4 g Ballaststoffe
2 BE

Zutaten für 4 Personen
1 EL Kokosraspel
1 Mango
2 Kiwis
100 g Physalis (Kapstachelbeere)
1 Babyananas
1 unbehandelte Zitrone
200 g Naturjoghurt, 1,5 % Fett
flüssiger Süßstoff

Zubereitung
Die Kokosraspel in einer kleinen beschichteten Pfanne ohne Fett in 3 bis 4 Minuten goldbraun rösten. Auf einen kleinen Teller geben und abkühlen lassen.
Die Mango schälen und das Fruchtfleisch in Spalten vom Stein schneiden. Kiwis schälen, halbieren und in Scheiben schneiden. Die Physalis von der papierartigen Schale befrei-

en, waschen, trocken reiben und halbieren. Die Ananas längs vierteln, das Fruchtfleisch von der Schale lösen und in mundgerechte Stücke schneiden. Das Obst in einer Schale mischen.

Die Zitrone waschen, trocken reiben und 1–2 TL Zitronenschale dünn abreiben. Die Zitrone halbieren und 2–3 EL Zitronensaft auspressen. Joghurt mit Zitronensaft und -schale verrühren und mit Süßstoff abschmecken. Obstsalat auf vier Teller verteilen, den Zitronenjoghurt daraufgeben und mit den Kokosraspeln bestreut servieren.

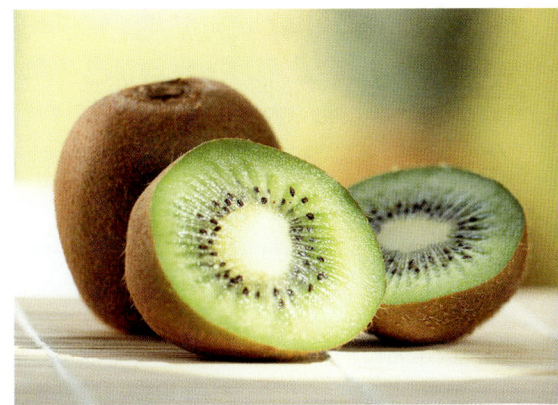

Salat aus Grillgemüse

Nährwert pro Portion
150 kcal / 630 kJ

5 g Eiweiß

8 g Fett

13 g Kohlenhydrate

7,5 g Ballaststoffe

0 BE

Zutaten für 4 Personen
2 kleine Fenchelknollen à 250 g

1 Aubergine (500 g)

4 Tomaten

3 Paprikaschoten (grün, rot und gelb)

3 EL Olivenöl

Salz, Pfeffer

1 unbehandelte Orange

1 Knoblauchzehe

3 Stängel Basilikum

Zubereitung
Den Backofengrill stark vorheizen. Das Gemüse waschen. Fenchel in etwa 1 cm dicke Scheiben schneiden, Aubergine der Länge nach halbieren und in Scheiben schneiden, Tomaten vierteln, Paprikaschoten putzen in Streifen schneiden. Alles in eine Schüssel geben. Öl, Salz und Pfeffer dazugeben und gut mischen.

Das Gemüse auf einem mit Backpapier belegten Blech verteilen und auf der oberen Schiene in den Backofen schieben. Das Gemüse von beiden Seiten etwa 4–5 Minuten grillen, herausnehmen und etwas abkühlen lassen.

Von der Orange 2 TL Orangenschale abreiben und 4–5 EL Saft auspressen. Knoblauch schälen und hacken, Basilikum in feine Streifen schneiden. Orangensaft und -schale mit Knoblauch und Basilikum verrühren, über das Gemüse geben, alles gut mischen und mit Salz und Pfeffer abschmecken.

Mit diesem Salat haben Sie schon drei Portionen Gemüse geschafft.

9. WOCHE
Fette – Hier zählt Klasse statt Masse

Fett liefert Ihrem Körper pro Gramm gleich doppelt so viele Kalorien wie Eiweiß und Kohlenhydrate. Der Spruch „Fett macht fett" ist also durchaus begründet. Ein übermäßiger Fettverzehr bleibt für Diabetiker und gesunde Menschen nicht ohne Folgen. Neben dem Körpergewicht steigen auch die Blutfette (Cholesterin, Triglyzeride) und der Blutdruck an – dies fördert eine Arterienverkalkung. Trotzdem haben Fette auch lebenswichtige Aufgaben in Ihrem Körper. Hier kommt es also ganz besonders auf die richtige Auswahl an.

Auch Diabetiker brauchen Fett

Fett ist für Ihren Körper lebensnotwendig, sei es als Baustein der Zellwände oder als Polster, das Ihre Organe vor lebensbedrohlichen Verletzungen schützt. Es transportiert nicht nur die fettlöslichen Vitamine A, D, E, K und das Betacarotin, sondern auch lebenswichtige Fettsäuren. In erster Linie ist Fett für Ihren Körper aber einfach ein guter Energielieferant – und eine wahre Kalorienbombe.

Setzen Sie gerade bei der Auswahl Ihrer Fette auf hohe Qualität.

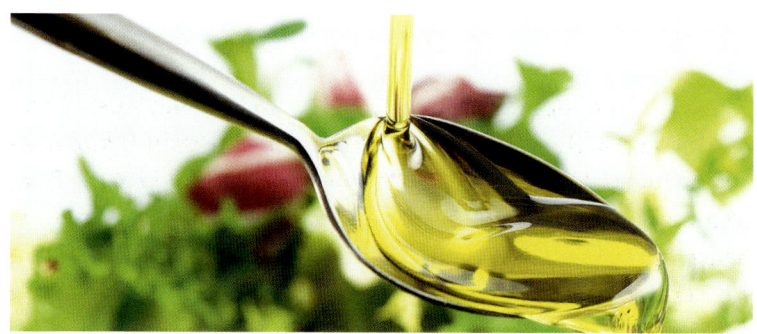

Faustregel

Bei einer gesunden Ernährung liegt der Fettgehalt bei 25 bis 30 Prozent der täglichen Energieaufnahme. Das entspricht etwa 1 Gramm pro Kilogramm Sollkörpergewicht (siehe Seite 46).

In Ihrem Speiseplan verteilt sich das Fett auf drei Bereiche:
- Streichfett
- Zubereitungsfett
- Versteckte Fette

Bei einem Sollgewicht von 60 Kilogramm liegt der Fettbedarf bei 60 Gramm, die sich folgendermaßen verteilen:
- 20 Gramm Streichfett (Butter, Margarine, Frischkäse)
- 20 Gramm Zubereitungsfett (Olivenöl, Rapsöl)
- 20 Gramm versteckte Fette (Wurst, Käse, Nüsse, Süßigkeiten)

!

Wenn Sie Gewicht verlieren möchten, reduzieren Sie Ihre Fettaufnahme.

Tipp

Besonders leicht fällt das Fettsparen, wenn Sie Streichfett reduzieren: In 25 Gramm Butter oder Margarine stecken 20 Gramm Fett mit 190 Kilokalorien. Mit Halbfettprodukten sparen Sie bereits 50 Prozent der Kalorien. Noch besser: Sie ersetzen Streichfette durch Frischkäse, Quark, Senf oder Tomatenmark.

So greifen Sie in die guten Fetttöpfchen

Natürlich ist es richtig, dass ein „Zuviel" an Fett und damit Kalorien Übergewicht und beispielsweise Herz-Kreislauf-Erkrankungen begünstigt. Eine große Rolle spielt hier aber die Fettqualität, also die Zusammensetzung des Fettes. Bei der Auswahl der Lebensmittel ist es daher ausschlaggebend, welche Fettsäuren darin stecken. So schützen manche fettreiche tierische Lebensmittel sogar Herz und Gefäße.

Die Art der Fettsäure ist entscheidend

Gesättigte Fettsäuren: Sie wirken sich ungünstig aus, da sie Blutfette, besonders das schädliche LDL-Cholesterin erhöhen. Gesättigte Fettsäuren stecken vor allem in tierischen Fetten wie Wurst, Fleisch, Fleischwaren, Butter, Milch und Milchprodukten, aber auch in Kokosfett, Backwaren und fettreichen Süßigkeiten.

Einfach ungesättigte Fettsäuren: Diese Fettsäuren sind besonders wertvoll für den Körper, weil sie sich günstig auf Blutfette und das Herz-Kreislauf-System auswirken. Gute Quellen sind Oliven- und Rapsöl.

Mehrfach ungesättigte Fettsäuren: Dazu gehören Linolsäure (Omega-6-Fettsäure) und Linolensäure (Omega-3-Fettsäure). Sie sind für den Körper lebensnotwendig, da er sie nicht selbst herstellen kann. Gute Quellen sind Pflanzenöle wie Distel-, Lein-, Maiskeim-, Sonnenblumen-, Weizenkeim- und Rapsöl.

So wenig wie möglich: Gesättigte Fettsäuren

Gesättigte Fettsäuren bewirken, dass Ihr Cholesterinspiegel und das gefäßschädigende LDL-Cholesterin im Blut ansteigen. Diese Fettsäuren sind die Basis für Ihre körpereigene Cholesterinproduktion und vermindern die LDL-Rezeptoren an Ihren Leberzellen. Die Folge: Ihre Leber kann weniger LDL aus dem Blut aufnehmen und das LDL-Cholesterin im Blut steigt (siehe Seite 40). Gesättigte Fettsäuren stecken vor allem in tierischen Lebensmitteln wie Fleisch, Fleischwaren, Butter, Milch und Milchprodukten. Reich an gesättigten Fettsäuren sind aber auch Frittierfette wie Kokos- oder Palmfett. Gerade in industriell verarbeiteten Lebensmitteln wie Backwaren, insbesondere aus Blätter- oder Plunderteig, und fettreichen Süßigkeiten finden Sie diese preiswerten Fette oft.

!

Gesättigte Fettsäuren stecken in tierischen Lebensmitteln.

Jeden Tag zwei bis drei Esslöffel: Einfach ungesättigte Fettsäuren

Ölsäure, die am häufigsten vorkommende einfach ungesättigte Fettsäure, ist der Hauptbestandteil von Oliven- und Rapsöl. Sie schützt Sie vor einer Arteriosklerose, wenn Sie gesättigte Fettsäuren aus Fleisch und Milchfett durch diese Pflanzenöle ersetzen. Weitere gute Quellen sind fast alle Nüsse mit Ausnahme von Kokosnuss und Paranuss.

Zweimal pro Woche: Mehrfach ungesättigte Fettsäuren

Zu den mehrfach ungesättigten Fettsäuren zählen Omega-3-Fettsäuren, die sich positiv auf Ihre erhöhten Blutfettwerte auswirken: Sie senken Ihren Triglyzeridspiegel, verbessern die Fließeigenschaften des Blutes und beugen Ablagerungen in den Blutgefäßen vor. Unglaublich, aber wahr: Diese Fettsäuren fördern das Abnehmen gleich mehrfach. Sie führen zu einer gesteigerten Fettverbrennung in Ihrem Stoffwechsel, sodass Ihre Fettpölsterchen leichter schmelzen. Außerdem bewirken sie, dass weniger Fettsäuren für den Aufbau von Fettdepots verfügbar sind. Als Folge kann weniger Fett in Ihren Fettdepots gespeichert werden. Aber das ist noch nicht alles: Omega-3-Fettsäuren steigern die sogenannte Thermogenese, also die Abgabe von Energie (Kalorien) in Form von Wärme. So strahlen Sie Kalorien einfach als Wärme ab, anstatt die Fettpölsterchen zu füllen. Besonders reich an diesen wertvollen Fettsäuren sind fettreiche Kaltwasserfische wie Makrele, Hering, Lachs und Thunfisch. In verschiedenen Untersuchungen wurde bei Menschen, die mindestens eine Fischmahlzeit pro Woche aßen, im Vergleich zu „Fischverächtern" ein geringeres Risiko für Herzkrankheiten, plötzlichen Herztod und ein reduziertes Schlaganfallrisiko festgestellt. Einige pflanzliche Öle wie Lein-, Raps- oder Walnussöl enthalten Omega-3-Fettsäuren in Form von Alpha-Linolensäure, die Ihr Körper aber erst in eine langkettige Form umwandeln muss, um wirklich davon zu profitieren.

!

Die mehrfach ungesättigten Fettsäuren fördern das Abnehmen gleich mehrfach.

Omega-3-Fettsäuren in Fisch

FISCH, jeweils 100 g	OMEGA-3-FETTSÄUREN in mg
Salzwasserfische	
Thunfisch	5.091
Makrele	2.777
Hering	2.541
Sardine	1.579
Flunder	884
Heilbutt	482
Steinbutt	476
Scholle	398
Köhler, Seelachs	309
Kabeljau	288
Süßwasserfische	
Aal	1.035
Wels	877
Forelle	717
Karpfen	367
Barsch	136
Zander	125
Schleie	56

Tipp

Essen Sie zwei- bis dreimal pro Woche eine Fischmahlzeit. Dabei können Sie auch auf Tiefkühlware, Räucherprodukte oder Konserven zurückgreifen. Als Lieferant für Omega-3-Fettsäuren eignen sich sowohl Süßwasserfische als auch Seefischarten. Die beste Quelle für die wertvollen Fettsäuren sind aber fette Seefische.

Am besten meiden: Transfettsäuren

Transfettsäuren sind ungesättigte Fettsäuren, die beim chemischen Prozess der Fetthärtung entstehen. Sie finden Sie in Lebensmitteln, die „gehärtete Fette" enthalten, wie Margarine und fettreduzierte sahneartige Produkte (mit gehärteten Fetten), Nugatcremes, Backwaren (vor allem in billig produzierten Keksen), Butter, Brat- und Frittierfetten. Transfettsäuren sind ein Risiko für Ihre Gesundheit, weil sie wie die gesättigten Fette das gefäßschädigende LDL-Cholesterin in Ihrem Blut erhöhen und das schützende HDL-Cholesterin verringern. Meiden Sie deshalb unbedingt Produkte, in deren Zutatenverzeichnis „gehärtete Fette" aufgeführt sind. Essen Sie möglichst selten Blätterteiggebäcke, Plunderteilchen oder billige Gebäckmischungen.

> **!**
> Essen Sie möglichst selten Blätterteiggebäcke, Plunderteilchen oder billige Gebäckmischungen. Darin befinden sich ungesunde gehärtete Fette.

Essen Sie zwei- bis dreimal die Woche eine Fischmahlzeit.

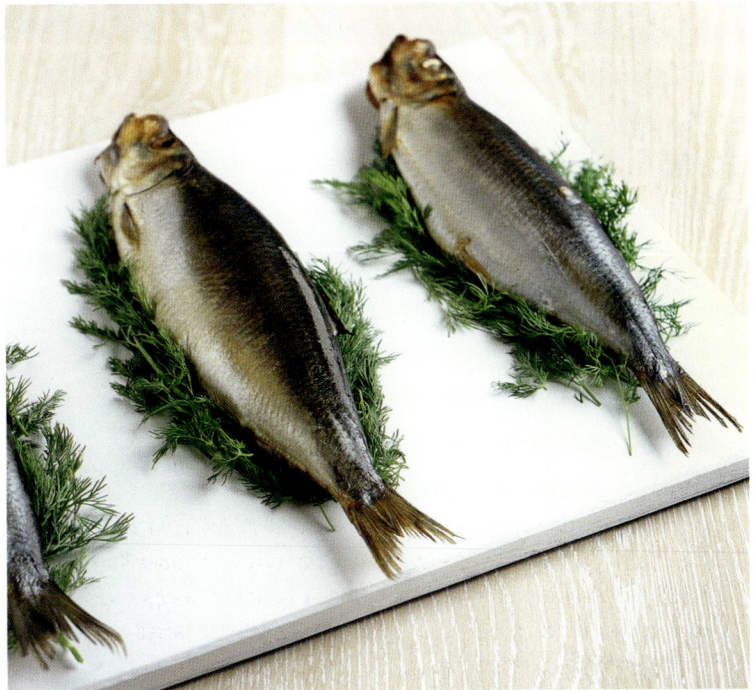

Nährwert von Fetten

LEBENSMITTEL, jeweils 100 g	ENERGIE in kcal	FETT in g	GESÄTTIGTE FETTSÄUREN in g	EINFACH UNGE-SÄTTIGTE FETTSÄUREN in g	MEHRFACH UNGE-SÄTTIGTE FETTSÄUREN in g	CHOLESTERIN in mg
Butter	741	83,2	50,5	25,1	3,1	240
Halbfettbutter	382	39,8	24,1	12	1,5	140
Margarine	709	80	20,3	36,7	19,4	7
Halbfett-margarine	362	40	10,2	18,4	9,7	4
Diätmargarine	709	80	19	15,6	41,8	1
Diätmargarine, halbfett	362	40	9,5	7,8	20,9	4
Rindertalg	861	97	41	48,3	3,1	100
Schweineschmalz	882	99,7	39,4	45,2	10,8	86
Frittierfett	883	100	44,4	37,8	13,4	30
Erdnussbutter	597	50	9,8	25,2	12,5	0
Kakaobutter	879	99,5	59,2	32,7	3,2	3
Lebertran	882	99,8	17,9	47,9	29,6	850
Sonnenblumenöl	882	99,8	11,6	22,3	61,4	1
Olivenöl	881	99,6	14,7	71,2	9,3	1
Rapsöl	875	99	7,7	55,1	31,9	2
Distelöl	879	99,5	8,9	11,8	74,4	0
Palmöl	872	98,7	45,9	38,8	9,7	1

Tipp

Bevorzugen Sie Öle mit einfach ungesättigten Fettsäuren, wie Raps-, Oliven- oder Walnussöl. Verwenden Sie native (kalt gepresste) Öle für die kalte Küche. Ausnahme Olivenöl: Natives Olivenöl eignet sich auch zum Dünsten und Braten bis 180 °C.

Cholesterin ist besser als sein Ruf

Eidotter oder Innereien sind Spitzenreiter im Cholesteringehalt und waren daher lange Zeit ein Tabu für Menschen mit einem erhöhten Arteriosklerose-Risiko. Doch dann tauchten Schlagzeilen auf wie „Cholesterin – besser als sein Ruf". Tatsächlich ist Cholesterin ein lebensnotwendiger Baustein für Ihren Körper.

Es ist an der Produktion körpereigener Hormone, von Vitamin D und am Aufbau der Zellwände beteiligt. Ihr Körper stellt den wertvollen Stoff sogar selbst her. Etwa 80 Prozent des Cholesterins produziert der Körper in der Leber direkt aus den tierischen Fetten, die Sie über die Nahrung aufnehmen. Nur die restlichen 20 Prozent stammen aus dem Verzehr von cholesterinreichen Lebensmitteln. Enthält Ihre Nahrung viel Cholesterin, drosselt Ihr Körper normalerweise seine Eigenproduktion, sodass der Cholesterinspiegel im Blut relativ konstant bleibt. Bei 20 bis 25 Prozent aller Menschen ist dieser Regelmechanismus jedoch gestört: Sie können ihre Eigenproduktion nicht entsprechend regulieren und reagieren daher auf hohe Cholesteringehalte in der Nahrung mit hohen Blutcholesterinwerten. Eine grundsätzlich „cholesterinarme" oder sogar „cholesterinfreie" Kost ist im Normalfall also nicht sinnvoll. Für die Cholesterinkonzentration in Ihrem Blut ist weniger das Cholesterin aus der Nahrung entscheidend – vielmehr spielt es eine Rolle, wie viel Fett Sie insgesamt zu sich nehmen, insbesondere wie hoch der Anteil an gesättigten Fettsäuren (tierische Fette) ist.

Besonders cholesterinreich sind:

- Innereien
- Fettreiche Wurstwaren wie Salami, Leberwurst, Bratwurst
- Schalentiere
- Eidotter
- Fetter Käse
- Fettreiche Milchprodukte (Sahne, Schmand)

So ernähren Sie sich cholesterinbewusst

Erhöhte Cholesterinwerte können Sie durch kleine Änderungen Ihrer Ernährung senken – allerdings maximal um 10 bis 15 Prozent. Das dauert zwar eine Weile, aber nach ein paar Wochen gesunder Ernährung wird Ihr Cholesterinspiegel niedriger sein.

!

Erhöhte Cholesterinwerte können Sie durch kleine Änderungen Ihrer Ernährung senken.

- Essen Sie pro Woche höchstens 300 bis 600 Gramm Fleisch oder Wurst und wählen Sie fettarme Sorten aus.
- Sparen Sie an gesättigten Fettsäuren aus Wurst, Fleisch, Fleischwaren und Milchprodukten. Gönnen Sie sich aber hochwertige Öle, Nüsse und Ölsaaten (Mohn, Sesam, Leinsamen, Kürbiskerne).

!

Sparen Sie möglichst Fett ein – das ist gar nicht so schwer.

- Setzen Sie möglichst viele pflanzliche Produkte auf Ihren Speiseplan: Gemüse und Obst, Müsli, Brot, Kartoffeln und Vollkornreis.
- Ballaststoffe aus Haferflocken, Beerenfrüchten oder Möhren senken erhöhte Blutfettwerte.
- Verwenden Sie Erdnussöl und raffiniertes Olivenöl zum Braten bei sehr hohen Temperaturen. Kaltgepresstes Sesam-, Kürbiskern- und Olivenöl eignet sich für Salate und zum Kochen.
- Kochen Sie mediterran mit viel Gemüse, Hülsenfrüchten, Nudeln und Reis.
- Essen Sie zweimal wöchentlich Fisch wie Makrele, Hering, Regenbogenforelle, Wildlachs oder Tunfisch – egal ob frisch, tiefgekühlt oder aus der Konserve.
- Essen Sie pro Woche höchstens drei Eier.
- Verzehren Sie selten Muscheln, Schalentiere und Innereien.

Spüren Sie versteckte Fette auf

Versteckte Fette lauern in mehr Lebensmitteln, als Sie vielleicht vermuten. Denn Fett ist ein Geschmacksträger, es rundet die Speisen ab und sorgt dafür, dass sie uns gut schmecken. Natürlich weiß das die Lebensmittelindustrie und setzt Fett entsprechend ein. Diese verarbeiteten Lebensmittel sind aber nicht nur problematisch, weil sie Ihrem Körper reichlich Fett liefern. In der Regel fehlen ihnen genau die wertvollen Inhaltsstoffe von hochwertigen Fetten (ungesättigte Fettsäuren, Vitamin E), auf die Ihr Körper angewiesen ist, damit Ihr Stoffwechsel reibungslos funktioniert. Studieren Sie daher beim Einkauf von verarbeiteten Lebensmitteln die Zutatenliste genau. Machen Sie sich bewusst, wie viel Fett tatsächlich in diesen Produkten steckt.

!

Industriell verarbeitete Lebensmittel enthalten häufig viel und ungesundes Fett.

In diesen Snacks lauern versteckte Fette

LEBENSMITTEL	FETTGEHALT in g
1 Portion Currywurst, Pommes und Majo (400 g)	83
1 Pizza Salami (350 g)	42
1 Portion Kartoffelchips (40 g)	39
1 Big King (210 g)	38
1 Bratwurst (150 g)	38
1 Mettwurst (150 g)	36
1 Bockwurst (125 g)	31
1 Portion Tiramisu (125 g)	27
1 Döner (500 g)	26
1 Portion Pommes frites (150 g)	25
1 Croissant	12
1 Riegel Schokolade (20 g)	6

So sparen Sie Fett – ganz ohne Verzicht

Auch sichtbare Fette können ganz leicht zu einer Kalorienfalle werden. Doch mit ein paar kleinen Tricks umschiffen Sie diese Fetttöpfchen ganz elegant. Die Mühe lohnt sich – der Erfolg zeigt sich direkt auf Ihren Hüften.

!

Viele Fette können Sie einfach weglassen oder durch fettarme Varianten ersetzen.

So essen Sie weniger Fett
- Lassen Sie beim Kuchen die Sahne weg.
- Schneiden Sie sichtbares Fett vom Fleisch ab.
- Senf oder Tomatenmark ersetzen Butter bzw. Margarine als Brotaufstrich.
- Messen Sie Öl immer mit einem Löffel genau ab.
- In Salatsaucen ersetzen Sie Mayonnaise durch Joghurt oder saure Sahne.
- Statt Pommes aus der Fritteuse wählen Sie Pellkartoffeln oder Kartoffelbrei als Beilage.
- Obstsalat oder Fruchteis ersetzen üppige Desserts.

Ersetzen Sie üppige Desserts durch einen leckeren Obstsalat.

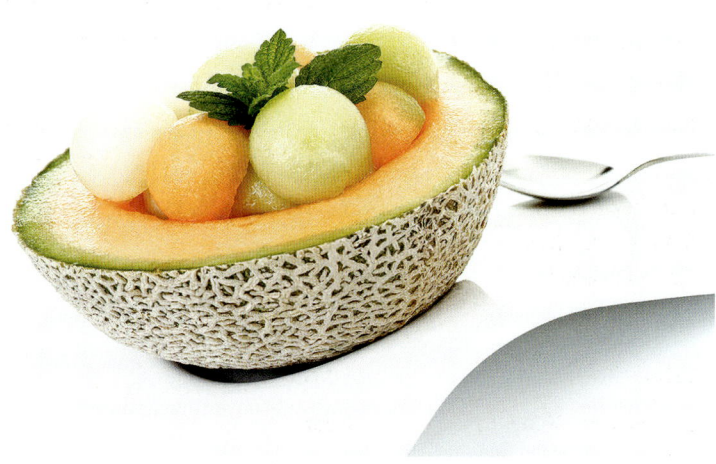

Alternativen für fetthaltige Lebensmittel

REDUZIEREN	ALTERNATIVEN
Butter bzw. Margarine als Brotaufstrich	Frischkäse, Kräuterquark, Senf, Tomatenmark, Halbfettmargarine
Butter bzw. Margarine zum Kochen und Braten	Olivenöl, Rapsöl
Bratkartoffeln, Pommes, Kroketten, Chips	Pellkartoffeln, Salzkartoffeln, Folienkartoffeln, Backofen-Pommes
Fettes Schweinefleisch, Mett, Bratwurst, Gans, Ente	Schweineschnitzel ohne Panade, Pute, mageres Rind oder Kalb, Wild, Ente und Brathuhn ohne Haut
Bauchspeck, Blutwurst, Salami, Fleischwurst, Leberwurst, Mettwurst, Mortadella, Speck, Teewurst	Bratenaufschnitt, Corned Beef, gekochter oder roher Schinken ohne Fettrand, Geflügelwurst, Lachsschinken, Sülzwurst, geräucherter Lachs, Makrele, Bückling
Doppelrahmfrischkäse, Sahnequark, Crème fraîche, Schlagsahne, Schmand, Vollmilch, Vollmilchjoghurt, Kefir aus Vollmilch, Käse mit über 30 % Fett i. Tr.	Körniger Frischkäse, Magerquark, Schichtkäse 10 % Fett i. Tr., fettarme Milch, fettarmer Joghurt, fettarmer Kefir, Käse mit maximal 30 % Fett i. Tr., saure Sahne, Sojasahne
Mayonnaise	Fettreduzierte Mayonnaise, saure Sahne, cremig gerührter Joghurt
Rührkuchen, Mürbeteig, Sahnetorte, Berliner, Schmalzgebäck	Hefegebäck, Obstkuchen
Croissants	Vollkornbrötchen
Sahneeis	Fruchteis
Schokolade, Süßwaren	Obst

Wie viel Fett steckt in Ihrem Lieblingskäse?

Während der Reifung verdunstet kontinuierlich Wasser aus dem Käse, sodass er im Laufe der Zeit an Gewicht verliert. Das bedeutet für die Hersteller: Eine Fettangabe in Gramm oder in Prozent des Gesamtgewichtes müsste ständig geändert werden. Die Trockenmasse bleibt dagegen während der Käsereifung konstant, daher wird bei Käse in der Regel der Fettgehalt in der Trockenmasse (Fett i. Tr.) angegeben.

Mit der Angabe „Fett i. Tr." können Sie aber nur den Fettgehalt von Käsesorten direkt vergleichen, die einen ähnlichen Wassergehalt haben. Ein Hartkäse mit der Angabe „48 % Fett i. Tr." ist zum Beispiel fetthaltiger als ein Weichkäse mit der gleichen Angabe. Denn Weichkäse enthält mehr Wasser als Hartkäse.

Aussagekräftig ist für Sie als figurbewussten Konsumenten nur der absolute Fettgehalt. Wenn Sie wissen möchten, wie viel Fett tatsächlich in Ihrem Käse steckt, heißt es ein wenig rechnen.

> **So berechnen Sie den absoluten Fettgehalt von Käse**
> Hartkäse, wie Parmesan: Fett i. Tr. x 0,7
> Schnittkäse, wie Gouda: Fett i. Tr. x 0,6
> Weichkäse, wie Camembert: Fett i. Tr. x 0,5
> Frischkäse/Quark: Fett i. Tr. x 0,3

Vorsicht, wenn Lebensmittel mit dem Begriff „kalorienarm" werben

Schauen Sie sich die Nährwertangaben auf dem Etikett immer besonders kritisch an, wenn auf der Verpackung mit dem Begriff „kalorienarm" geworben wird: Viele dieser Produkte sind zwar fettarm, aber trotzdem reich an Kalorien. Bei einem Light-Produkt muss der Gehalt an Kalorien, Fett oder eines anderen Nährstoffs um mindestens 30 Prozent geringer sein als bei einem vergleichbaren Produkt. So sind beispielsweise Milchprodukte dann zwar fettarm, etwa probiotische Joghurtdrinks, aber oft reich an Zuckeraustauschstoffen und Kalorien. Das trifft auch auf Mineralwässer mit Fruchtgeschmack, Wellnessgetränke und Diät-Erfrischungsgetränke zu.

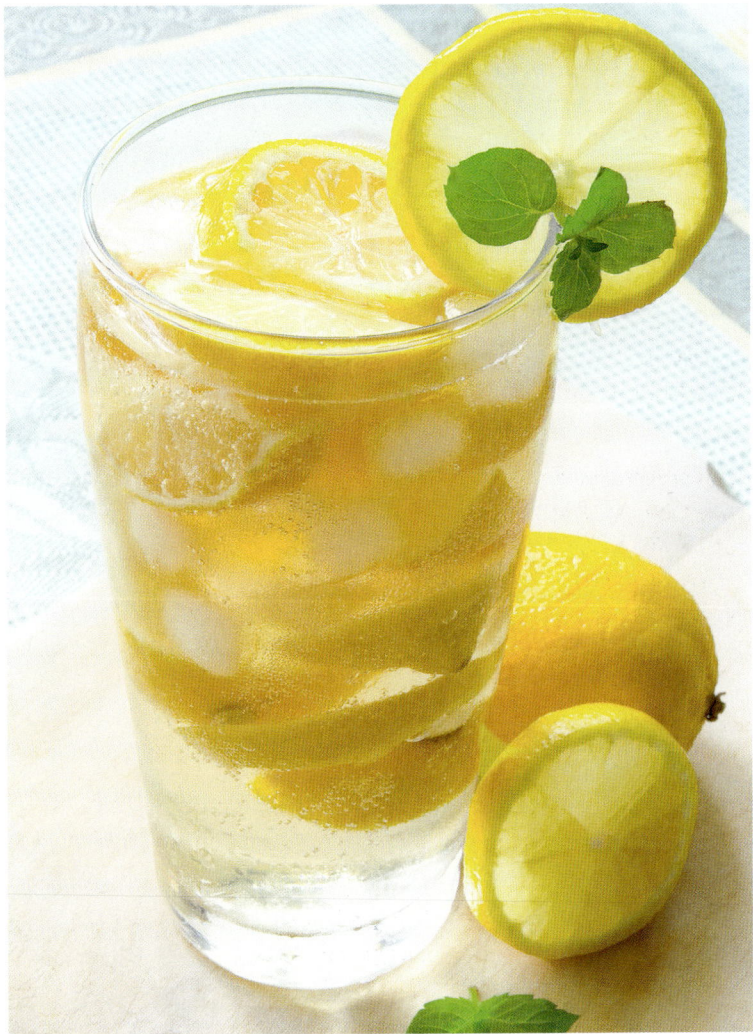

Statt künstlichem Fruchtgeschmack besser pures Mineralwasser wählen und unbehandelte Zitronenscheiben dazugeben.

IHRE AUFGABEN FÜR DIESE WOCHE

1 Checken Sie Ihre Vorräte. Machen Sie sich eine Liste, welche Fettquellen Sie in Ihrer Küche finden.

_____

_____

_____

2 Überlegen Sie, welche Lebensmittel Sie einschränken bzw. ersetzen können.

_____

_____

_____

3 Probieren Sie neue Öle aus. Viele gibt es auch in kleinen Flaschen zu kaufen, sodass Sie testen können, was Ihnen schmeckt. Probieren Sie auch verschiedene Marken. Schreiben Sie auf, welche Öle Sie zukünftig verwenden werden.

_____

_____

4 Schreiben Sie auf, wie viele „Fettkalorien" Ihre Lieblingsgerichte enthalten.

_____

_____

5 Wenn Sie Fisch mögen, versuchen Sie zwei Portionen pro Woche einzuplanen – hier zählt auch Fisch aus Konserven.

REZEPTE

Gegrillte Heringe

Nährwert pro Portion
326 kcal/1368 kJ
23 g Eiweiß
24 g Fett
2 g Kohlenhydrate
0 g Ballaststoffe
0 BE

Zutaten für 4 Portionen
4 Tomaten
4 küchenfertige frische Heringe (ca. 600 g)
Salz, Pfeffer
1 EL Raps- oder Olivenöl
2 EL Zitronensaft
gehackte Kräuter nach Geschmack

Zubereitung
Tomaten waschen und halbieren. Heringe waschen, trocknen, sparsam salzen und pfeffern. Die Fische mit Öl einpinseln und unter dem vorgeheizten Grill von jeder Seite 5 Minuten garen. Tomatenhälften kurz mitgrillen, salzen und pfeffern.
Fische und Tomaten auf eine vorgewärmte Platte legen, mit Zitronensaft beträufeln und mit Kräutern bestreuen. Sofort servieren.

Lachs mit Bouillonkartoffeln

Nährwert pro Portion
443 kcal/1854 kJ
32 g Eiweiß
21 g Fett
30 g Kohlenhydrate
4 g Ballaststoffe
2 BE

Zutaten für 2 Portionen
125 ml Gemüsebrühe oder -fond
400 g Kartoffeln
1 Bund Suppengemüse
2 Lachsfilets (insg. 300 g)
Salz, Pfeffer
2 EL Olivenöl
1 EL Kapern
2 EL Zitronensaft

Zubereitung
Brühe oder Fond aufkochen. Die Kartoffeln schälen und würfeln. Das Suppengemüse putzen, waschen und klein schneiden. Alles in die Flüssigkeit geben und bei mittlerer Hitze im geschlossenen Topf 10 Minuten gar köcheln.
Die Lachsfilets mit Salz und Pfeffer würzen. Das Öl in einer Pfanne erhitzen, Kapern und Zitronensaft zugeben und den Lachs darin von jeder Seite 2–3 Minuten garen.
Lachs und Bouillonkartoffeln auf einem Teller anrichten, Kapern und Zitronen-Öl-Mischung über den Lachs geben.

10. WOCHE
Die idealen Getränke für Diabetiker

Ihr Körper besteht fast zu 66 Prozent aus Wasser und reagiert hier ausgesprochen empfindlich auf Verluste. Bereits bei einem Flüssigkeitsmangel von 2 Prozent sinkt Ihre körperliche und geistige Leistungsfähigkeit. Typische Symptome sind Kopfschmerzen, Schwindel und Müdigkeit.

!

Wer ausreichend trinkt, fühlt sich fitter.

Faustregel für Ihren täglichen Wasserbedarf
Ihr täglicher Wasserbedarf liegt bei etwa 40 Milliliter Wasser pro Kilogramm Körpergewicht. Wiegen Sie 80 Kilogramm, brauchen Sie pro Tag etwas mehr als 3 Liter Flüssigkeit aus Getränken und Lebensmitteln (80 kg x 40 ml = 3.200 ml). Trinken Sie regelmäßig über den Tag verteilt – auch wenn sich Ihr Durstgefühl noch nicht meldet! Durch eine gute Flüssigkeitsversorgung fördern Sie Ihre körperliche und geistige Leistungsfähigkeit.

So löschen Sie Ihren Durst

Reichliches Trinken entlastet Ihren Körper auch, wenn Sie sich von ein paar überflüssigen Pfunden befreien möchten. Durch das Einschmelzen Ihrer Fettpölsterchen entstehen verschiedene Stoffwechselprodukte, die über die Nieren ausgeschieden werden müssen. Wenn Sie Ihre Nieren jetzt gut spülen, entlasten Sie Ihren Körper.

Ihr Körper reagiert ausgesprochen empfindlich auf Flüssigkeitsmangel. Fehlt ihm Wasser, erkennt er das als einen ausgesprochen lebensbedrohlichen Zustand und schickt entsprechende Hilferufe aus. Normalerweise bekommen Sie dann Durst, und wenn Sie ein paar Gläser Wasser getrunken haben, ist Ihr Problem behoben. Andere gute Durstlöscher sind ungesüßter Tee oder Kaffee.

Wichtig: Durst kann auch Hungergefühle oder sogar Heißhunger auslösen. Denn beide Wahrnehmungen werden von unserem Körper auf die gleiche Weise signalisiert. So kann es ganz leicht passieren, dass Ihr Körper diese Signale falsch deutet und Sie bei Durst zu Essbarem greifen. So essen Sie häufig unbewusst etwas, obwohl Sie eigentlich nur Durst haben. Trinken Sie daher bei Hunger zunächst zwei große Gläser Wasser, oft genügt das.

> **!**
> Hunger und Durst werden von unserem Körper auf die gleiche Weise signalisiert. Daher vergehen Hungergefühle oft, wenn Sie etwas trinken.

Was steckt eigentlich in Mineralwasser?

Mineralwasser ist viel mehr als nur ein kalorienfreier Durstlöscher. Es liefert lebenswichtige Mineralstoffe (Elektrolyte), die Ihr Körper regelmäßig aufnehmen muss. In Mineralwasser liegen diese Elektrolyte bereits in gelöster Form vor, sodass sie besonders schnell ins Blut und in Ihre Körperzellen gelangen. Fehlen Ihrem Körper diese Mineralstoffe, können Heißhungerattacken auftreten. Vor allem Kalzium und Magnesium spielen hier eine wichtige Rolle. Fehlendes Kalzium macht sich beispielsweise durch schmerzhafte Muskelkrämpfe bemerkbar, da Ihre Muskeln und Nerven übererregbar sind. Nächtliche Wadenkrämpfe sind oft die Folge von Magnesiummangel.

Warum Mineralwasser Ihre Verdauung ankurbelt

Gerade in Abnehmzeiten wird Ihr Verdauung gerne etwas träge. Trinken Sie dann jeden Tag zwei Liter Wasser, denn meistens fehlt Ihrem Darm einfach nur Flüssigkeit. Wählen Sie ein Mineralwasser, das reich an Kohlensäure ist. Hinter dem Begriff Kohlensäure verbirgt sich das Gas „Kohlendioxid", das hier in wässriger Lösung vorliegt. Bereits in Ihrem Mund sorgt Kohlensäure für eine bessere Durchblutung. Sie regt aber auch Ihren Magen und Darm an, was Ihre Verdauung beschleunigt.

Mineralwasser hilft beim Abnehmen
Auf Ihrem Weg zur schlanken Linie ist das sprudelnde Elixier Ihr
idealer Partner: Es hat keine Kalorien, mindert Hungergefühle, regt die
Verdauung an und beugt Mineralstoffmangel vor.

Achten Sie beim Wasserkauf auf den Mineralstoffgehalt des Mineralwassers. Die Unterschiede sind enorm. Dies sollte das Wasser enthalten:

- Mindestens 150 Milligramm Kalzium pro Liter
- Mindestens 50 Milligramm Magnesium pro Liter

Goldene Trinktipps, die Sie auch beim Abspecken unterstützen

- Trinken Sie täglich etwa 1½ bis 2 Liter Flüssigkeit.
- Mineralwasser ist der beste Durstlöscher. Achten Sie darauf, dass es reich an Magnesium und Kalzium ist.
- Kaffee und Tee ohne Zucker zählen auch zu den Flüssigkeiten.
- Ungesüßter Kräuter- oder Früchtetee ist eine gute Wahl.
- Meiden Sie unbedingt zuckerhaltige Getränke.
- Fruchtsäfte sind keine Durstlöscher, sondern eine kleine Mahlzeit. Trinken Sie Säfte nur verdünnt als Schorle, da Sie sonst Ihren Blutzucker in die Höhe treiben.
- Gönnen Sie sich öfter mal ein Glas Tomaten- oder Gemüsesaft. Das macht nicht nur satt, sondern versorgt Ihren Körper auch mit wertvollen sekundären Pflanzenstoffen.
- Gewöhnen Sie sich daran, vor jeder Mahlzeit zwei große Gläser Mineralwasser zu trinken, so meldet sich Ihr Sättigungsgefühl viel schneller (siehe auch Seite 64).
- Aromatisieren Sie Ihr Wasser mit etwas Zitronensaft, das schützt Ihren Körper vor einer Übersäuerung. Der saure Zitronensaft ist für Ihren Körper ein hervorragender Basenbildner.

!

Mit etwas Zitronensaft ist Mineralwasser noch erfrischender, außerdem wirkt es dann basisch auf Ihren Körper.

- Schwarzer Tee, Grüntee, Früchtetee und Kaffee, möglichst ohne Zucker, halten Ihre Hungergefühle im Zaum.
- Warme Getränke sind manchmal wahre Seelentröster, und das ganz besonders, wenn es Ihren Pfunden an den Kragen gehen soll: Ersetzen Sie Kaffee oder Tee hin und wieder durch heiße Brühe, die Sie in kleine Schlucken genießen.

Die Wahrheit über Erfrischungsgetränke

- Fruchtsaft besteht zu 100 Prozent aus reinen Früchten. Aber auch der natürliche Zuckergehalt füttert Ihr Hüftgold und belastet Ihren Blutzucker! 1 Liter Apfelsaft ist schnell getrunken und liefert etwa 500 Kilokalorien.
- Fruchtnektar ist eine Mischung aus Trinkwasser und Fruchtsaft oder Fruchtmark. Der Fruchtanteil liegt je nach Sorte bei 25 bis 50 Prozent. Fruchtnektar darf bis zu 20 Prozent aus Zucker bestehen, sodass 1 Liter Fruchtnektar bis zu 200 Gramm Zucker enthalten kann – also lieber Finger weg.
- Fruchtsaftgetränke bestehen aus Trinkwasser, Fruchtsaft, Fruchtsaftaromen und Zucker oder anderen Süßungsmitteln. Der Fruchtgehalt ist sehr gering. Sie zählen wie Limonaden zu den Erfrischungsgetränken und enthalten durchschnittlich 12 Prozent Zucker. Im Extremfall steht der Zucker auf der Zutatenliste vor „Fruchtsaft". Dann enthält das Getränk tatsächlich mehr Zucker als Fruchtsaft. Für Diabetiker nicht geeignet.

!

1 Liter Cola enthält 40 Stück Würfelzucker.

- Limonaden enthalten Trinkwasser, das mit Zucker, Aromen, Fruchtsaft oder Koffein (bei Cola) gemischt wird. 1 Liter normale Cola enthält etwa 40 Stück Würfelzucker, das entspricht 400 Gramm Zucker, was Ihren Blutzucker enorm belastet. Eine Alternative sind Light-Limonaden, die mit kalorienfreiem Süßstoff gesüßt werden.
- Gemüsesäfte bestehen zu 100 Prozent aus Gemüse, dürfen aber Zusätze wie zum Beispiel Essig, Kochsalz, verschiedene Zuckerarten, Honig, Kräuter und Gewürze enthalten. Entspre-

chende Hinweise finden Sie auf dem Etikett. Diese Säfte enthalten oft sehr viel Kochsalz, sodass man sie am besten mit Wasser verdünnt genießt.

> **Tipp**
> Essen Sie Obst lieber, als den Saft zu trinken – das überzeugt Ihren Magen mehr und belastet Ihren Blutzucker weniger.

Richtiges Trinken beim Sport

Wenn Sie sportlich aktiv werden, steigt Ihr Flüssigkeitsbedarf deutlich an. Meistens reicht es völlig aus, wenn Sie vor und nach dem Sport trinken. Erst wenn Sie länger als eineinhalb Stunden ohne Pause trainieren, ist es sinnvoll, auch während der Aktivität zu trinken. Wenn Sie wissen möchten, wie viel Flüssigkeit Ihr Körper beim Sport verliert, wiegen Sie sich einfach vorher und nachher. So können Sie Ihren Wasserverlust errechnen und überprüfen, ob Sie auch ausreichend trinken.

Viele industrielle Sportgetränke enthalten zu viel Zucker. Das sind Modegetränke, die weder für Sportler und schon gar nicht für Diabetiker geeignet sind. Durch große Werbeversprechen will die Industrie Ihnen hier nur das Geld aus der Tasche locken. Zwar verliert Ihr Körper mit dem Schweiß nicht nur Wasser, sondern auch wertvolle Mineralstoffe, was zu Muskelschwäche oder -krämpfen führen kann. Zum Ausgleich dieser Verluste genügt es jedoch, wenn Sie einfach Apfelsaft und Mineralwasser in einem Verhältnis von 1:3 mischen – dann ist das Getränk hypoton und ähnelt Ihrem Schweiß. So wird die Flüssigkeit rasch ins Blut aufgenommen und steht Ihrem Körper dann zur Verfügung. Kühle, aber nicht eiskalte Getränke schaffen es schneller vom Magen in Ihren Dünndarm als warme.

!

Ein ideales Sportlergetränk ist dünne Apfelsaftschorle. Sie ist hypoton, und die Flüssigkeit wird rasch ins Blut aufgenommen.

Was steckt hinter Isodrinks?

BEZEICHNUNG	ZUSAMMENSETZUNG	BEWERTUNG	BEISPIELE
Isoton	Gleiche Konzentration an gelösten Teilchen wie im Blut	Durstlöscher für Sportmuffel oder nach starkem Schwitzen ohne Bewegung. Nach dem Sport und für Diabetiker wenig geeignet	Fruchtsaftschorlen im Verhältnis Saft zu Wasser von 1:1
Hypoton	Etwas niedrigere Konzentration an gelösten Teilchen als im Blut – ähnlich wie beim Schweiß	Als Durstlöscher bei Ausdauerbelastungen auch für Diabetiker gut geeignet. Je weniger Saft, desto besser	Dünne Fruchtsaftschorle im Verhältnis Saft zu Wasser von 1:3 oder besser noch mehr Wasser
Hyperton	Höhere Konzentration an gelösten Teilchen als im Blut. Flüssigkeit wird nur langsam ins Blut aufgenommen	Getränk wird nur langsam ins Blut aufgenommen und entzieht Ihrem Körper sogar Flüssigkeit. So haben Sie nach dem Trinken mehr Durst als vorher. Als Sportlergetränk und für Diabetiker nicht geeignet	Limonade Fruchtsaft

Welche Rolle spielen Kaffee und Tee?

Kaffee hatte immer wieder den Ruf eines „Flüssigkeitsräubers", der Ihrem Körper Wasser entzieht. Dabei beruhte die Empfehlung, zu jeder Tasse Kaffee ein Glas Wasser zu trinken, unter anderem auf der Fehlinterpretation von Studienergebnissen. Tatsache ist: Das im Kaffee enthaltene Koffein hat zwar einen harntreibenden Effekt, aber Ihr Körper kann seinen Flüssigkeitshaushalt auch eigenständig wieder ausgleichen. Der Mythos, dass ein hoher Kaffeekonsum ungesund sei, wackelt ebenfalls. Wie so oft im Leben kommt es auch hier auf die Menge und Ihre gesamten

> **!**
>
> Eine gute Nachricht für Kaffee-Fans: Der Kaffeekonsum ist mit einem verminderten Diabetes-Risiko verbunden.

Ess- und Trinkgewohnheiten an. Wissenschaftler vom Deutschen Institut für Ernährungsforschung Potsdam-Rehbrücke (DifE) haben das Zusammenspiel von Gesundheit und Kaffee unter die Lupe genommen: Ergebnisse einer Studie mit knapp 43.000 erwachsenen Frauen und Männern weisen darauf hin, dass Kaffeetrinken das Risiko für Herz-Kreislauf- und Krebserkrankungen nicht erhöht. Der Kaffeekonsum ist sogar mit einem verminderten Diabetes-Risiko verbunden. Personen, die täglich mehr als vier Tassen (über 600 ml) koffeinhaltigen Kaffee konsumierten, hatten im Vergleich zu Personen, die durchschnittlich weniger als eine Tasse tranken, ein um 23 Prozent verringertes Typ-2-Diabetes-Risiko. Wenn das mal keine gute Nachricht für Kaffee-Fans ist!

Fördert grüner Tee tatsächlich das Abspecken?

Grüner Tee gilt nicht nur als ausgesprochen gesund, sondern hilft Ihnen auch tatsächlich beim Abnehmen. Er ist besonders reich an Polyphenolen, die sich in einem heißen Teeaufguss gut lösen. Hauptwirkstoff ist das Epigallocatechingallat (EGCG), das Ihren lästigen Fettpölsterchen gleich mehrfach zu Leibe rückt. Der vielseitige Wirkstoff fördert nicht nur die Fettverbrennung, sondern beugt auch einem Fettansatz vor. Bereits vier bis fünf Tassen grüner Tee am Tag reduzieren die Einlagerung von Fett nach dem Essen deutlich.

Ernährungsforscher wissen inzwischen, dass EGCG die Bildung bestimmter Eiweißstoffe fördert, die wie eine Art biologische Heizung funktionieren. So kann Ihr Körper überschüssige Energie einfach als Wärme abstrahlen, anstatt sie in Ihren Fettpölsterchen einzulagern. Gleichzeitig verlängern die Inhaltsstoffe des grünen Tees die Wirkung von körpereigenen Stoffen (Katecholaminen), die Ihre Fettreserven direkt angreifen, um Energie bereitzustellen. Aber auch das ist noch nicht alles: Nach dem Genuss von Grüntee wird ein Teil Ihrer Nahrungsfette schlechter verwertet und verlässt Ihren Körper über den Darm einfach wieder. Es lohnt sich also, öfter mal eine Tasse grünen Tee zu genießen – allerdings ohne Zucker.

So brühen Sie Grüntee richtig auf

- Brühen Sie grünen Tee niemals mit kochendem Wasser auf, um die wertvollen Inhaltstoffe zu erhalten.
- Bringen Sie das Teewasser zum Kochen und lassen Sie es auf etwa 80 °C abkühlen.
- Verwenden Sie etwa 11 bis 13 Gramm grünen Tee für 1 Liter Wasser. Ein normaler Teelöffel entspricht etwa 3 Gramm Tee.

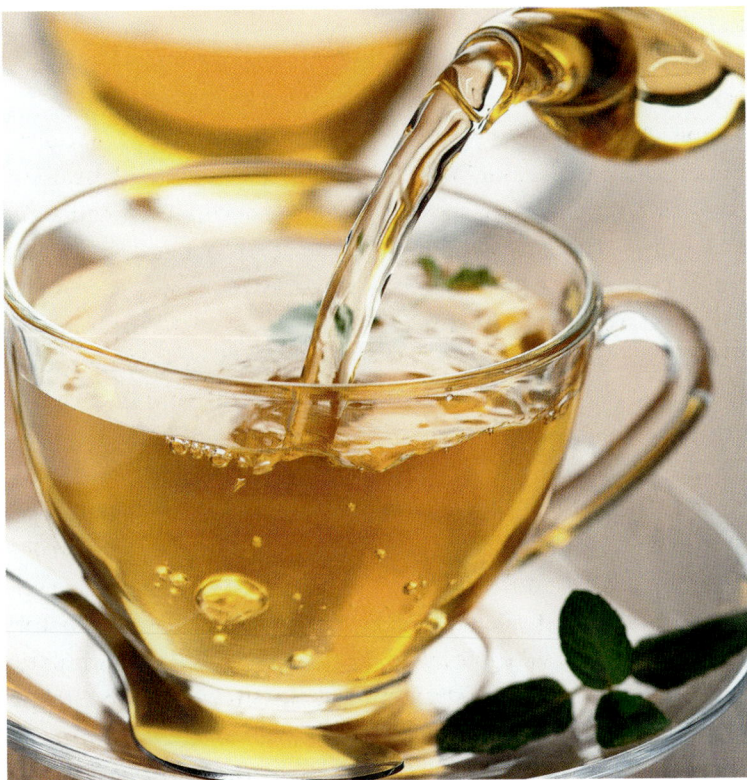

Grünen Tee sollten Sie niemals mit kochendem Wasser aufbrühen.

Ein Gläschen in Ehren?

!

Alkohol kann zu Unterzuckerung führen.

Alkohol bewirkt einen schnellen Anstieg Ihres Blutzuckerspiegels, der danach wieder rapide absinkt. Daher kann Alkohol die Ursache für eine gefährliche Unterzuckerung sein, die auch noch Stunden nach dem letzten Gläschen auftreten kann. Insbesondere süße Weine, Schaumweine, Liköre und Cocktails enthalten viel Zucker und lassen Ihren Blutzucker besonders schnell und stark ansteigen. Alkoholfreie Biere bieten auch keine Vorteile. Sie enthalten zwar kaum Alkohol (unter 0,5 Prozent), dafür aber viel Malzzucker und haben somit ungünstige Kohlenhydrate. „Diätbier" enthält in der Regel mehr Alkohol, aber weniger Kohlenhydrate. Die Gefahr der Unterzuckerung steigt! Genießen Sie als Diabetiker eher trockene Rot- oder Weißweine und Sektsorten mit dem Zusatz „trocken" oder „extra trocken". Kontrollieren Sie während des Genusses von Alkohol Ihren Blutzuckerspiegel öfter, um eine Unterzuckerung zu vermeiden. Trinken Sie nicht jeden Tag Alkohol und genießen Sie Alkoholisches immer nur zu einer Mahlzeit.

Alkohol in Maßen

!

Ist Ihr Körper durch Alkohol bereits mit Energie versorgt, blockiert das Ihre körpereigene Fettverbrennung und damit das Abspecken.

Was vielen Menschen nicht bewusst ist: Alkoholische Getränke sind echte Kalorienbomben! ¼ Liter Wein enthält ungefähr 160 Kilokalorien, ½ Liter Lagerbier etwa 220 Kilokalorien – letzteres entspricht ungefähr dem Kaloriengehalt einer halben Tafel Schokolade. Gleichzeitig regt Alkohol Ihren Appetit an – aus diesem Grund trinkt man ihn schließlich als Aperitif. Und wenn Sie dann erst mal in weinseliger Stimmung sind, verlieren Sie leicht den Überblick, wie viel Käse oder Knabbereien Sie so nebenbei verputzen. Alkohol liefert Ihrem Körper fast so viele Kalorien wie Fett. Ist Ihr Körper durch Alkohol bereits mit Energie versorgt, blockiert das Ihre körpereigene Fettverbrennung und damit das Abspecken.

Mäßiger Alkoholkonsum ist unbedenklich

Gönnen Sie sich ab und zu ein Glas Wein oder Bier, aber nicht regelmäßig. Häufiger Alkoholkonsum begünstigt Übergewicht, Leberschäden, Krebserkrankungen und birgt natürlich eine hohe Suchtgefahr. Mindestens zwei Tage pro Woche ist Alkohol tabu! Kleine Mengen Alkohol können Ihre Gesundheit aber sogar schützen. Mittlerweile hat eine Vielzahl von Studien belegt, dass Alkohol einen günstigen Einfluss auf die Blutgefäße haben kann.

Als gesundheitlich unbedenklich gelten folgende Mengen:
- Für eine gesunde Frau bis zu 10 Gramm Alkohol pro Tag, das entspricht ¼ Liter Bier oder ⅛ Liter Wein
- Für einen gesunden Mann bis zu 20 Gramm Alkohol pro Tag, das entspricht ½ Liter Bier oder ¼ Liter Wein

!

Legen Sie regelmäßig alkoholfreie Tage ein.

Trainieren Sie das Trinken

Mit zunehmendem Alter nimmt Ihr Durstgefühl ab. Viele Menschen bemerken so nicht, dass sie zu wenig trinken. Die Folgen eines Flüssigkeitsmangels können Unwohlsein, Schwächegefühle, Kreislaufprobleme oder sogar Verwirrtheitszustände sein. An heißen Sommertagen, in überhitzten Wohnräumen, bei Fieber, Durchfall sowie bei der Einnahme von harntreibenden Medikamenten (Entwässerungsmittel) oder Abführmitteln ist die Gefahr, dass Sie regelrecht austrocknen, besonders hoch. Deshalb sollten Sie das Trinken regelrecht trainieren: täglich mindestens 1½ Liter, besser 2 Liter.

!

Trinken kann man
gut trainieren.

Ihr Übungsplan zum Trinken
- Gewöhnen Sie sich an regelmäßiges Trinken – auch, wenn Sie noch keinen Durst verspüren.
- Erstellen Sie sich einen Getränkeplan, den Sie gut sichtbar aufhängen – versuchen Sie ihn einzuhalten oder noch mehr zu trinken.
- Trinken Sie zu jeder Mahlzeit ein Getränk.
- Stellen Sie schon morgens die Getränke, die Sie tagsüber trinken möchten, an gut sichtbarer Stelle bereit.

Leitungswasser, Mineralwasser, ungesüßte Kräuter- und Früchtetees oder verdünnte Säfte (ein Teil Saft, drei Teile Wasser) sind die besten Durstlöscher. Suppen und wasserreiche Obstsorten (Melonen, Kiwi, Zitrusfrüchte) enthalten reichlich Flüssigkeit. Sie können einen Teil Ihrer Trinkmenge liefern.

Vorschlag für Ihren Getränkeplan

Morgens	2 Tassen Kaffee/Tee (à 140 ml)
Vormittags	1 Glas dünne Saftschorle/Buttermilch (200 ml) 1 Glas Mineralwasser (200 ml)
Mittags	1 Tasse Brühe/Suppe (200 ml) oder 1 Glas Mineralwasser (200 ml)
Nachmittags	2 Tassen Kaffee/Tee (à 140 ml)
Abends	2 Tassen Früchte-/Kräutertee (à 140 ml)
Vor dem Schlafengehen	1 Glas Mineralwasser (200 ml)
Summe	ca. 1,6 l

IHRE AUFGABEN FÜR DIESE WOCHE

1 Rechnen Sie aus, wie viel Flüssigkeit Sie pro Tag mindestens benötigen (siehe Seite 132). Nicht vergessen: Durch Sport und hohe Außentemperaturen steigt Ihr Bedarf!

2 Wenn sich Ihr Durst nur selten meldet: Erstellen Sie für sich einen Trinkplan zum Abhaken:

MEIN TRINKPLAN	GETRÄNK UND MENGE
Frühstück	
Vormittags	
Mittagessen	
Nachmittags	
Abendessen	
Abends	
Summe	

3 Notieren Sie eine Woche lang, wann Sie wie viel Alkohol trinken. Am Ende der Woche prüfen Sie, ob Sie hier etwas verändern müssen, und schreiben sich Ihre Ziele auf.

Montag	
Dienstag	
Mittwoch	
Donnerstag	
Freitag	
Samstag	

REZEPTE

Erfrischender Holunderdrink

Nährwert pro Portion
25 kcal/105 kJ
0 g Eiweiß
0 g Fett
5 g Kohlenhydrate
0 g Ballaststoffe
0,5 BE

Zutaten für 2 Portionen
2 Holunderblütendolden
1 Zitrone
einige Eiswürfel
400 ml Mineralwasser
Süßstoff

Zubereitung
Die Holunderblüten waschen, trocken tupfen und kopfüber in einen Glaskrug geben.
Die Zitrone auspressen. Zitronensaft, Eiswürfel und Mineralwasser in den Krug geben. Umrühren und mit Süßstoff abschmecken.

Frühlingssuppe

Nährwert pro Portion
65 kcal/272 kJ
4 g Eiweiß
1 g Fett
9 g Kohlenhydrate
4 g Ballaststoffe
0,5 BE

Zutaten für 4 Portionen
2 Möhren
1 kleiner Kohlrabi
1 Stange Porree
½ Bund Petersilie
1 l Brühe
150 g Erbsen (TK)
Salz, Pfeffer
Muskatnuss

Zubereitung
Möhren und Kohlrabi putzen und in 1 cm große Würfel schneiden. Porree putzen, gründlich waschen und in dünne Ringe schneiden. Petersilie waschen und trocken schütteln.
Möhren und Kohlrabi in die Brühe geben, aufkochen und zugedeckt bei milder Hitze 5–8 Minuten garen. Erbsen und Porree zugeben und 3–5 Minuten weitergaren.
Die Suppe mit wenig Salz, Pfeffer und Muskatnuss würzen und mit der Petersilie bestreut servieren.
Mit dieser Frühlingssuppe decken Sie einen Teil Ihres Flüssigkeitsbedarfs.

11. WOCHE
Das beste Medikament für Diabetiker heißt Bewegung

Unsere moderne Lebensweise führt dazu, dass wir zu wenig körperlich aktiv sind. Wir lassen uns heute lieber bewegen und nutzen Auto, Bahn, die Rolltreppe oder den Lift. Viele Berufe werden im Sitzen ausgeübt, und die Freizeit verbringen wir vor Computern, Fernsehern oder auf der Couch. Dabei ist Ihr Körper eigentlich dazu entwickelt, ständig in Bewegung zu sein. Diese Bewegungsarmut bleibt nicht ohne Folgen für Ihre Gesundheit und Ihr Wohlbefinden. Typische Folgen sind, dass Faulenzer besonders schnell dick werden, unter Gelenkbeschwerden und Rückenschmerzen leiden oder Stoffwechselstörungen wie Diabetes Typ 2 entwickeln. Experten sind sich heute einig: Übergewicht und Bewegungsmangel sind die wichtigsten Auslöser für Diabetes Typ 2.

> **!**
> Unser Körper ist dazu entwickelt, ständig in Bewegung zu sein.

Körperliche Bewegung ist ein Schlüssel zur Gesundheit

Hätten Sie gedacht, dass Ihr Seniorenalter schon mit etwa 30 Jahren beginnt? Bereits in jungen Jahren setzen in Ihrem Körper die ersten Abbauprozesse ein. Ganz allmählich verlieren Sie an Knochenmasse, Ihre Muskulatur bildet sich zurück und Ihr Körper wird immer unbeweglicher. Die gute Nachricht lautet aber: Die Trainierbarkeit Ihres Körpers lässt auch im Alter nicht nach. Auch wenn Sie älter als 50, 60 oder sogar 70 Jahre sind, führen Trainingsreize zum Erfolg. Durch gezielte Ausdauer- und Kraftübungen schaffen Sie es, die Alterungsprozesse Ihres Körpers zu verlangsamen und Leistungsverluste hinauszuschieben. Das beste Anti-Aging-Programm lautet daher: körperliche Bewegung!

!

Lassen Sie sich von Ihrem Arzt untersuchen, bevor Sie körperlich aktiv werden. Gibt er grünes Licht, kann es losgehen.

Nach dem Arztbesuch geht es los

Wenn Sie jetzt körperlich aktiv werden möchten, ist der erste Schritt ein Besuch bei Ihrem Hausarzt. Lassen Sie einen Check-up machen, der Ihnen sagt, wie fit Sie sind. Besprechen Sie auch mit Ihrem Arzt, welche Sportarten für Sie geeignet sind und legen Sie Ihren Trainingsumfang ganz individuell fest. Gibt er grünes Licht, kann es sofort losgehen.

Bewegung – das rezeptfreie Medikament für Diabetiker

Egal, wie alt Sie sind: Wenn Sie sich längere Zeit körperlich nur wenig betätigt haben, ist Ausdauertraining ein guter Einstieg, da die Belastung eher niedrig bis mittel ist. Trotzdem sind die positiven Auswirkungen auf Ihren Stoffwechsel enorm. Allein durch Gehen, Walking oder Laufen eröffnen Sie sich als Diabetiker enorme Chancen: Experten gehen davon aus, dass vier von fünf Typ-2-Diabetikern ihre Erkrankung durch ausreichend Bewegung und eine ausgewogene Ernährung in den Griff bekommen können. Mit jeder Form von körperlicher Bewegung steigern Sie Ihren Kalorienverbrauch und senken Ihren Blutzuckerspiegel. Immer wenn Ihre Muskeln arbeiten, verbrauchen sie Energie in Form von Zucker, dadurch sinkt Ihr Blutzucker. Das führt sogar dazu, dass Ihre Körperzellen wieder empfindlicher auf Insulin reagieren und Sie weniger von dem Hormon brauchen. Durch Bewegung gelangt der Traubenzucker leichter in Ihre Muskelzellen und wird dort verbrannt.

!

Experten gehen davon aus, dass vier von fünf Typ-2-Diabetikern ihre Erkrankung durch ausreichend Bewegung und eine ausgewogene Ernährung in den Griff bekommen können.

Wichtig

Der positive Effekt, den die Bewegung auf Ihren Zuckerstoffwechsel hat, verliert sich leider wieder nach rund 48 Stunden – also trainieren Sie regelmäßig.

Werden Sie körperlich aktiv, denn Ausdauersport hat viele positive Auswirkungen:

- Er befreit Sie von Übergewicht und Bauchspeck – wer sich bewegt, verbraucht mehr Kalorien.
- Er senkt Ihren Blutzucker.
- Er verbessert die Wirkung von Insulin, Ihre Zellen reagieren wieder empfindlicher auf das Hormon.
- Er verringert den Medikamentenbedarf (Blutzuckersenker).
- Er verbessert Ihre Blutfettwerte.
- Er senkt Ihren Blutdruck.
- Er baut Stresshormone ab, die Übergewicht fördern.
- Er beugt Herzinfarkt und Schlaganfall vor.
- Er stärkt Ihr Immunsystem und schützt so vor Infekten und Krebs.
- Er strafft Ihren Körper.

Welche Dosis Bewegung brauchen Sie als Diabetiker?

Der deutsche Normalbürger geht durchschnittlich nur noch 400 bis 700 Meter pro Tag zu Fuß. Dabei ist Ihr Körper eigentlich dazu entwickelt, ständig in Bewegung zu sein. Vielen Diabetikern gelingt es, allein durch körperliche Aktivität in Kombination mit der richtigen Ernährung ihren Blutzucker in den Griff zu bekommen. Dazu müssen Sie keine sportlichen Höchstleistungen erbringen, sondern Sie brauchen nur etwas Zeit. Investieren Sie mindestens zwei Stunden, besser noch zweieinhalb Stunden pro Woche in flottes Spazierengehen, Walking, Jogging, Schwimmen oder Radfahren. Bringen Sie auch mehr Bewegung in Ihren Alltag und steigen Sie Treppen, gehen kleinere Strecken zu Fuß oder fahren mal wieder mit den Rad zur Arbeit. Ihr Stoffwechsel wird angeregt, Sie werden sich rundum wohler fühlen.

!

Investieren Sie mindestens zwei Stunden, besser noch zweieinhalb Stunden pro Woche in Bewegung.

> **!**
>
> Steigern Sie Ihre
> Belastung langsam.

Gleichzeitig lösen Sie durch Bewegung Gewichtsprobleme: Um ein Kilogramm Körperfettmasse loszuwerden, müssen Sie etwa 7.000 Kilokalorien durch Bewegung verbrennen. Etwa 600 Kilokalorien verbrauchen Sie pro Stunde Jogging. Wenn Sie also zweimal pro Woche eine Stunde laufen, können Sie in sechs Wochen allein durch das Jogging ein Kilo abspecken. Falls Sie bisher eher weniger sportlich aktiv waren, gehen Sie doch einfach mal flott spazieren. Steigern Sie Ihre Belastung langsam, aber stetig. Sie werden überrascht sein, wie schnell Sie Ihre ersten Trainingserfolge spüren. Wechseln Sie auch zwischen einzelnen Sportarten ab – ganz nach Lust und Laune oder nach Wetter und Jahreszeit.

> **Tipp**
> Verzichten Sie bei Ausdauersportarten am Ende Ihrer Trainingseinheit unbedingt auf einen Endspurt. Durch solche Extrembelastungen steigt die Gefahr, dass Sie Ihr Herz überlasten.

Ausdauersportarten, die Ihren Stoffwechsel in Schwung bringen
- Zügiges Gehen/Walking
- Nordic Walking
- Jogging
- Radfahren
- Schwimmen
- Skilanglauf
- Wandern

> **Tipp**
> Planen Sie die körperliche Bewegung fest in Ihrem Tages- und Wochenablauf ein, reservieren Sie sich genügend Zeit dafür und notieren Sie die Termine in Ihrem Kalender. So kommen Sie nicht in Versuchung, den Spaziergang oder die Joggingrunde aufzuschieben.

Trainingstipps für Einsteiger

- Wählen Sie eine Sportart, die Ihnen Spaß macht, ansonsten ist das Unternehmen schnell zum Scheitern verurteilt
- Überlasten Sie sich nicht. Falscher Eifer schadet Ihnen hier nur. Gehen Sie Ihr Bewegungsprogramm langsam an. Wenn Sie sich bei Ihren ersten Aktivitäten überfordern, denken Sie nur mit Schaudern an die erlittenen Qualen zurück.
- Ihr Zauberwort heißt Regelmäßigkeit! Wenn Sie sich einmal pro Woche bis zur völligen Erschöpfung treiben, verbessert das weder Ihre Blutzuckerwerte noch verlieren Sie Pfunde.
- Werden Sie an drei, besser noch an fünf Tagen pro Woche aktiv. Im Idealfall liegen zwischen Ihren Trainingseinheiten nicht mehr als zwei Tage Pause, da die positive Wirkung auf die Insulinempfindlichkeit Ihrer Zellen nur etwa 48 Stunden anhält.
- Gönnen Sie sich aber ab und zu einen Tag Pause, damit sich Ihr Körper gut erholt und an die Belastung gewöhnt.
- Setzen Sie sich nicht zu sehr unter Druck. Bauen Sie durch Ihr Bewegungsprogramm auf keinen Fall Stress auf.
- Trainieren Sie nicht, wenn Sie krank sind! Wenn Sie unter einem fieberhaften Infekt leiden oder sich nicht gut fühlen, schadet übertriebener Ehrgeiz Ihnen nur. Ihr Körper braucht jetzt Ruhe.
- Als Diabetiker sollten Sie beim Sport immer Ihren Diabetiker-Ausweis dabei haben. Informieren Sie auch Ihre Mitsportler über Ihren Diabetes.

!

Wenn möglich, verabreden Sie sich mit anderen zum Training. Dies hilft Ihnen, dabeizubleiben.

Sie sind ein Frühaufsteher?

Dann starten Sie doch schon vor dem Frühstück mit Ihrer Bewegung! So können Sie die nächtliche Fettverbrennungsphase noch ein wenig verlängern. Überfordern Sie Ihren Körper aber nicht in den frühen Morgenstunden. Achten Sie auch darauf, dass Sie auf keinen Fall zu stark außer Puste kommen. Wenn Sie zu schnell

> **!**
>
> Ob morgens,
> mittags oder
> abends – trainieren
> Sie dann, wenn Sie
> sich am besten
> damit fühlen.

laufen, führt das leicht zu einer Übersäuerung Ihres Körpers durch eine hohe Produktion von Milchsäure (Laktat). Fühlen Sie sich nach Ihrer Sporteinheit den ganzen Tag über frisch und unternehmungslustig, stimmte die Intensität. Sind Sie müde und erschöpft, war es einfach zu viel.

Sie werden eher abends munter?

Wenn Sie abends laufen, walken oder ein wenig Rad fahren, verbrennen Sie nicht nur Fett, sondern steigern auch Ihre Fettverbrennung in der Nacht. Dafür sorgt der so genannte Nachbrenn-Effekt: Auch nach Ihrem Training ist Ihr Energieverbrauch über einige Stunden noch leicht erhöht.

Mit starken Muskeln gegen Diabetes

Muskeln können im Kampf gegen Fettpölsterchen eine große Hilfe sein. Denn Muskeln sind ein aktives Gewebe, das reichlich Energie verbraucht – auch wenn Sie gerade gar nicht sportlich aktiv sind und nur auf Ihrer Couch sitzen. Schon wenn Sie nur 500 Gramm Muskelmasse aufbauen, verbrauchen Sie jeden Tag 50 bis 100 Kilokalorien zusätzlich. Ideal ist es also, wenn Sie Ihr Ausdauertraining durch Krafttraining ergänzen – etwa zwei bis dreimal pro Woche. Basis Ihrer Therapie ist aber immer das Ausdauertraining, das bessere Effekte auf Ihre Blutzuckerwerte hat.

> **Tipp**
>
> Schließen Sie sich einer Diabetes-Sportgruppe an, wo Sie unter professioneller Anleitung trainieren. Ihr Arzt oder Ihre Krankenkasse vermittelt Ihnen Kontakte.

So viel Energie verbrennen Sie tatsächlich durch Ihre Bewegung

SPORTART	ENERGIEVERBRAUCH IN KCAL PRO 15 MINUTEN AKTIVITÄT, BEI EINEM KÖRPERGEWICHT VON:				
	55 kg	65 kg	75 kg	85 kg	95 kg
Aerobic	81	96	110	125	141
Aqua-Fitness	110	129	147	167	188
Geräte-Training, gemischt	96	113	131	149	165
Golf	71	83	96	108	122
Gymnastik	54	65	74	85	95
Inline-Skating, leicht	96	110	132	150	167
Jogging, langsam	113	132	150	165	195
Jogging, schnell	165	210	240	270	300
Mountain Biking	119	140	162	183	206
Radfahren, 9 km/h	53	63	72	81	92
Radfahren, 15 km/h	83	98	113	128	143
Rudern	119	140	162	184	205
Schwimmen, Kraul/zügig	128	152	174	198	222
Skifahren, Abfahrt	99	116	134	150	170
Skilanglauf	118	140	161	182	204
Spazierengehen (3 km/h)	43	50	59	67	75
Easy-Walking	62	72	84	96	107
Power-Walking	80	95	110	125	138
Yoga	51	60	71	78	89
Alltägliches					
Bügeln	26	32	36	41	47
Putzen	51	60	71	78	89
Treppensteigen	112	132	152	174	192

> **!**
>
> Nehmen Sie sich lieber weniger vor und halten das dann durch.

So halten Sie Ihr Bewegungsprogramm durch

- Starten Sie mit kleinen Schritten, aber regelmäßig. Am Anfang reichen schon fünf Minuten pro Tag aus.
- Achten Sie darauf, dass Sie bei Ihrer Bewegung nicht ins Schnaufen kommen.
- Beziehen Sie Ihr persönliches Umfeld in Ihre Pläne mit ein.
- Wählen Sie Sportarten, die einfach umsetzbar sind und gut zu Ihrem Alltag passen.
- Durch die Aktivierung großer Muskelgruppen, beispielsweise an den Oberschenkeln (Laufen, Radfahren), erzielen Sie bei geringem Zeitaufwand einen hohen Energieumsatz.
- Wählen Sie eine Sportart, die Ihnen so richtig Spaß macht.

So bringen Sie ohne Aufwand mehr Bewegung in Ihren Alltag

Um etwas mehr Bewegung in Ihr Leben zu bringen, brauchen Sie keine teure Sportausrüstung. Einen ersten messbaren Schutzeffekt erzielen Sie schon, wenn Sie durch Bewegung pro Woche zusätzlich 500 Kilokalorien Energie verbrauchen. Das bedeutet eine Gehstrecke von 1 bis 2 Kilometern pro Tag. Einmal täglich Zeitung holen und zurück, Treppen statt Aufzüge benutzen, in der Mittagspause ein entspannender Spaziergang: Das klingt wenig, bringt aber letztlich doch so unendlich viel für Ihre Gesundheit.

- Gehen Sie beim Telefonieren oder Nachdenken durch Ihre Wohnung oder durchs Büro.
- Besuchen Sie Ihre Kollegen im Nachbarbüro, statt zum Telefon zu greifen.
- Gehen Sie kurze Strecken zu Fuß.
- Für kurze, aber auch etwas längere Strecken können Sie sich mal wieder auf das Rad schwingen.
- Vergessen Sie den Lift und steigen Sie lieber Treppen.
- Wenn Sie mit Bahn oder Bus unterwegs sind, steigen Sie eine Station vor Ihrem Ziel aus und gehen zu Fuß weiter.

- Verabreden Sie sich mit Freunden nicht auf Kaffee und Kuchen, sondern zu einem entspannenden Spaziergang.
- Parken Sie Ihr Auto immer etwas abseits und gehen Sie die restliche Strecke zu Fuß.
- Nutzen Sie Pausen oder den Feierabend zu einem kleinen Spaziergang.
- Gehen Sie öfter in der Stadt einkaufen, statt im Internet zu shoppen.
- Nutzen Sie die Werbepausen im Fernsehen für ein paar Kniebeugen oder Dehnübungen.

> **!**
> Viele kleine Bewegungseinheiten summieren sich, und Ihre Gesundheit profitiert davon.

Passen Sie gut auf Ihre Füße auf

Der diabetische Fuß ist eine besonders gefürchtete Folgeerkrankung, die durch langfristig erhöhte Blutzuckerwerte gefördert wird – also durch einen schlecht eingestellten Diabetes. Entwickelt sich bei Ihnen eine Arterienverkalkung an den Beinen gemeinsam mit einer Nervenschädigung (Neuropathie), ist das Risiko für einen diabetischen Fuß enorm hoch. Typische Anzeichen sind beispielsweise Wadenschmerzen beim Gehen, kalte Füße, brennende Fußsohlen oder Taubheitsgefühle und „Ameisenlaufen". Das Fatale: Durch die Nervenstörung können Sie Druck durch zu enge Schuhe, Schmerzen und Temperaturunterschiede nicht mehr richtig wahrnehmen. So bleiben Verletzungen oft unbemerkt und werden nicht behandelt. Gerade durch unbemerkte Druckbelastungen (zu enge Schuhe) können sich geschwürartige Wunden entwickeln, die Sie nicht bemerken. Das beginnt meistens ganz harmlos, mit einer Blase in Ihrer Hornhaut. Bei Diabetikern kann sich hieraus ganz schnell eine bakterielle Infektion entwickeln, durch die dann auch tiefere Gewebeschichten erkranken. Schlimmstenfalls droht eine Amputation des Fußes.

> **!**
>
> Durch ausreichend Bewegung wird auch die Durchblutung gefördert, was der Entwicklung eines diabetischen Fußes vorbeugt.

Durch regelmäßiges körperliches Training fördern Sie die Durchblutung Ihrer Beine und Füße und unterstützen so die Gesundheit Ihrer Füße. Gönnen Sie Ihren Füßen jeden Tag etwa 5 bis 10 Minuten Fußgymnastik für eine bessere Durchblutung. So beugen Sie auch der Gefahr von Fußpilzerkranken vor. Versuchen Sie beispielsweise Gegenstände wie einen Bleistift mit den Füßen aufzunehmen, spreizen Sie bewusst Ihre Zehen, oder stellen Sie sich abwechselnd auf den Vorfuß und Ihre Hacke.

Sind Sie von Nervenschädigungen oder Durchblutungsstörungen betroffen?

	MÖGLICHE ANZEICHEN
Nervenschädigung	Abgeschwächtes oder fehlendes Temperatur- und Schmerzempfinden
	Kribbeln, Taubheitsgefühl, „Ameisenlaufen"
	Wadenkrämpfe oder Schmerzen in Ruhe (Besserung der Beschwerden durch Bewegung)
	Schrunden, trockene, rissige Haut
	Schmerzlose Hühneraugen, Wunden
Durchblutungs-störungen	Schmerzen beim Laufen, z. B. in den Waden
	Blasse oder bläulich verfärbte Haut an den Zehenspitzen
	Kühle oder feuchte Haut

Einfache Fußübungen
Übung 1: Spreizen Sie die Zehen soweit es geht.
Übung 2: Heben Sie den Vorfuß an, Ferse bleibt auf dem Boden.
Übung 3: Setzen Sie den Vorfuß auf und heben die Ferse an.
Übung 4: Nehmen Sie einen Gegenstand, z. B. Seil oder Bleistift,
          mit den Zehen auf.
Übung 5: Krallen Sie ein Tuch unter den Fußsohlen.

So beugen Sie Fußverletzungen vor

- Kaufen Sie sich nur weiche und sehr bequeme Schuhe. Achten Sie unbedingt darauf, dass Ihr Schuhwerk nicht zu eng ist, damit keine Druck- oder Reibestellen entstehen.
- Untersuchen Sie Ihre Schuhe vor dem Anziehen auf Fremdkörper, wie z. B. kleine Steine.
- Ihre Socken dürfen am Bund nicht einschnüren. Achten Sie auf einen hohen Gehalt an Naturfasern (Baumwolle).
- Laufen Sie niemals barfuß, damit Sie sich nicht an den Füßen verletzen und keine Infektionen wie Fußpilz einfangen.
- Operieren Sie bloß nicht an Hühneraugen herum, sondern lassen Sie diese von Ihrem Arzt behandeln.
- Schneiden Sie Ihre Zehennägel so, dass sie nicht einwachsen können. Wenn Sie unsicher sind, gönnen Sie sich eine professionelle Fußpflege für Diabetiker.
- Tupfen Sie Ihre Füße nach dem Duschen immer trocken, anstatt zu reiben, besonders in den Zehenzwischenräumen. Wählen Sie weiche Handtücher.
- Halten Sie die Haut Ihrer Füße durch regelmäßiges Eincremen geschmeidig.
- Untersuchen Sie Ihre Füße regelmäßig ganz genau. Wenn Sie nicht mehr gut unter Ihre Fußsohlen schauen können, benutzen Sie einen Spiegel.
- Gehen Sie beim ersten Anzeichen einer Verletzung zum Arzt.

IHRE AUFGABEN FÜR DIESE WOCHE

1 Überlegen Sie, welche Sportarten Ihnen wirklich Spaß machen würden.

_____

_____

2 Machen Sie sich einen Wochenplan, in dem Sie körperliche Bewegung fest einplanen. Für Ihren Einstieg in die Bewegung könnte Ihr Ziel lauten: pro Woche 2 Stunden walken oder joggen oder gut 5 Stunden pro Woche spazieren gehen. Notieren Sie, wann Sie tatsächlich aktiv waren oder nicht. Notieren Sie auch die Gründe, warum Sie Ihre Pläne nicht in die Tat umsetzen konnten.

Montag	
Dienstag	
Mittwoch	
Donnerstag	
Freitag	
Samstag	

3 Zählen Sie Ihre Schritte: Etwa 6.000 Schritte am Tag sind die Basis für Ihr Projekt. 10.000 Schritte pro Tag sind Ihr Ziel – als dauerhaftes „Medikament". Bleiben Sie täglich unter 2.500 Schritten, ist es höchste Zeit für Sie, aktiver zu werden.

4 Überlegen Sie sich mindestens drei Maßnahmen, mit denen Sie mehr Bewegung in Ihren Alltag bringen können:

Maßnahme 1: _____

Maßnahme 2: _____

Maßnahme 3: _____

REZEPTE

Pizza Funghi

Nährwert pro Portion

530 kcal/2218 kJ

25 g Eiweiß

17 g Fett

66 g Kohlenhydrate

6 g Ballaststoffe

5,5 BE

Zutaten für 2 Portionen

175 g Dinkelmehl Type 630

½ Pck. Trockenbackhefe

2 EL Olivenöl

1 kleine rote Zwiebel

1 Knoblauchzehe

½ Pck. stückige Tomaten (ca. 200 g)

½ TL Oregano

150 g Champignons

75 g geriebener Käse, 30 % F. i. Tr.

Salz, Pfeffer

Zubereitung

Mehl, Hefe, ½ TL Salz, Öl und 100 ml lauwarmes Wasser in eine Schüssel geben und zu einem glatten Teig kneten. Zugedeckt an einem warmen Ort zur doppelten Größe aufgehen lassen. Backofen auf 225 °C vorheizen. Zwiebel schälen und in dünne Ringe schneiden, Knoblauch schälen und fein würfeln. Tomaten in einer Schale mit Oregano und Knoblauch mischen und mit Salz und Pfeffer würzen. Pilze putzen und in dünne Scheiben schneiden. Den Teig noch einmal durchkneten, auf bemehlter Arbeitsfläche dünn ausrollen und auf ein mit Backpapier belegtes Blech legen. Teig mit Tomatensauce bestreichen, mit Pilzen und Zwiebeln belegen und den Käse gleichmäßig darüber verteilen. Auf der zweiten Schiene von unten etwa 15–20 Minuten backen.

Ofenkartoffeln mit Kräutern

Nährwert pro Portion

215 kcal/895 kJ

4 g Eiweiß

6 g Fett

31 g Kohlenhydrate

3 g Ballaststoffe

2,5 BE

Zutaten für 4 Portionen

1 kg mittelgroße Kartoffeln

1 Knoblauchzehe

3 Zweige Thymian

1 Zweig Rosmarin

1 EL Sesam

2–3 EL Olivenöl

Salz, Pfeffer

Zubereitung

Kartoffeln gut abbürsten und längs halbieren. Knoblauchzehe schälen und in feine Scheiben schneiden. Kräuter waschen und trocken schütteln, die Blättchen bzw. Nadeln abzupfen und grob hacken. Kartoffeln, Knoblauch, Kräuter, Sesam und Öl in einer Schüssel gut mischen und mit Salz und Pfeffer würzen. Ein Backblech mit Backpapier belegen und die Kartoffeln so darauf verteilen, dass sie möglichst nebeneinander liegen. Im vorgeheizten Backofen bei 200 °C 30–40 Minuten backen.

12. WOCHE
Befreien Sie Ihren Körper
von Stresshormonen

Ständige und besonders lang andauernde Stressbelastungen können Ihren Diabetes negativ beeinflussen. Denn die typischen
Stresshormone wie Adrenalin und Cortisol versetzen Sie nicht
nur in Anspannung, indem sie Puls und Blutdruck steigern, sondern lassen auch Ihren Blutzucker in die Höhe schnellen. Diabetiker, die häufig unter Stress stehen, haben daher oft mit schlechten Zuckerwerten zu kämpfen – das belastet dann schnell ihre
Seele und steigert ihren Stress zusätzlich. Daher ist es für Sie als
Diabetiker besonders wichtig, Ihren Körper von Stresshormonen
zu befreien.

Was Stress in Ihrem Körper auslöst

Heute steht Stress für eher negative Empfindungen wie Überlastung, Zeitmangel oder einen hektischen Alltag. Dabei ist Stress
eine ganz natürliche Reaktion, mit der Ihr Körper auf Gefahren-
situationen reagiert. Erkennt Ihr Körper eine Bedrohung, wird er
blitzschnell in Alarmbereitschaft versetzt. Jetzt schießen typische
Stresshormone wie Cortisol oder Adrenalin in Ihr Blut und Sie
verspüren eine deutliche Anspannung: Puls, Blutdruck und
Atemfrequenz steigen an. Ihr biologisches Stressprogramm erwartet jetzt eigentlich eine rasche Angriffs- oder Fluchtreaktion.
Doch diese körperliche Reaktion fällt heute oft weg, da Sie weder
vor roten Ampeln flüchten, noch mit den Fäusten gegen einen
ungerechten Chef kämpfen können.

Stresshormone machen dick

Eigentlich ist es gar nicht der Stress, der die Pfunde auf Ihren Hüften mästet. In Stresssituationen ist Ihr Körper zunächst sogar besonders aktiv und verbraucht dadurch viele Kalorien. Erst wenn sich der Stress zu einer Dauerbelastung entwickelt, spielen Ihre Stresshormone eine ganz tückische Rolle: Sie nehmen direkten Einfluss auf Ihr Gehirn, und so kann anhaltender Stress dazu führen, dass sich Ihr Gehirn an die Signale der Stresshormone gewöhnt. Ihr Stresssystem erfüllt dann nicht mehr seine wichtigste Aufgabe, nämlich Ihr Gehirn mit Energie aus den Körperspeichern zu versorgen. Das ausgesprochen egoistische Gehirn fordert stattdessen eine vermehrte Nahrungsaufnahme, um seine Energieversorgung zu sichern. Mit der Zeit verspüren Sie dann immer Hunger, wenn sich Stresshormone in Ihrem Gehirn zu Wort melden. So essen Sie, obwohl Ihr Körper vielleicht noch gut mit Energie versorgt ist.

> **!**
> Anhaltender Stress hat zur Folge, dass Sie mehr essen, als gut für Sie ist.

Wie Stresshormone Ihre Zuckerwerte in die Höhe treiben

Die Hormone Adrenalin, Noradrenalin und Cortisol sorgen unter Stressbelastungen dafür, dass mehr Energie bereitgestellt wird. Schließlich erwartet Ihr Körper jetzt eine körperliche Aktion (Flucht oder Kampf). Die Hormone fördern die Neubildung von Glukose aus den körpereigenen Reserven. Typische Folge: Ihr Blutzucker schnellt in die Höhe. Das Hormon Glukagon ist ein direkter Gegenspieler des Insulins. In Stresssituationen steigert es den Zuckergehalt in Ihrem Blut, denn seine Aufgabe ist es, Energie für Ihr Gehirn bereitzustellen. So steigt Ihr Blutzucker noch weiter an.

Das Stresshormon Cortisol mästet ganz gezielt Ihr Bauchfett

Fehlt Ihrem Körper unter Stress eine körperliche Gegenreaktion (Flucht oder Kampf, also Bewegung), bleibt das Hormon Cortisol längere Zeit aktiv und das hat direkte Auswirkungen auf die Ent-

!

Stress führt dazu, dass Sie am Bauch Fett ansetzen. Gerade das möchten Sie als Diabetiker aber vermeiden.

wicklung von Übergewicht: Cortisol bremst appetithemmende Botenstoffe (z. B. Leptin), weckt Ihr Hungergefühl und fördert die Insulinausschüttung. Hier beginnt ein Teufelskreis: Energie aus Ihrer Nahrung wird durch den hohen Insulinspiegel direkt verarbeitet und bei Bewegungsmangel oder Insulinresistenz bzw. Insulinmangel statt in die Zellen in Ihre Fettdepots eingelagert. Schwimmt das Cortisol jetzt noch in Ihrem Blut, wachsen die Fettpölsterchen besonders gerne an Ihrem Bauch, da hier die meisten Andockstellen für Cortisol sitzen. Gerade als Diabetiker möchten Sie das gesundheitsgefährdende Bauchfett aber unbedingt vermeiden.

Achten Sie auf die Warnsignale Ihres Körpers
Manchmal ist es sehr schwierig, Stressbelastungen aufzuspüren, da Ihr Körper ganz unterschiedliche Hilferufe aussendet. Erste Anzeichen können Schlafprobleme, Konzentrationsstörungen, Gereiztheit oder Motivationsprobleme sein. Steigt die Belastung, meldet sich Ihr Körper mit Warnsignalen, die oft nicht als Folge der Überlastung erkannt werden. Ihr Körper braucht jetzt Entlastung, ansonsten besteht die Gefahr, dass sich Depressionen oder ein Burn-out-Syndrom (Gefühl völliger Erschöpfung) entwickeln.

**Mit diesen Anzeichen signalisiert Ihnen Ihr Körper
„Überforderung":**
- Ständige Müdigkeit
- Kopfschmerzen
- Rückenbeschwerden
- Bluthochdruck
- Magenprobleme
- Erhöhte Infektanfälligkeit
- Gewichtszunahme, vorzugsweise mit bauchbetontem Fettansatz

So werden Sie Stresshormone los

Jede Form von körperlicher Bewegung ist der natürlichste und wirksamste Weg, mit dem Sie sich von Stresshormonen befreien. Ihr Körper wartet unter dem Einfluss von Stresshormonen ja geradezu darauf, dass Sie körperlich aktiv werden. Planen Sie daher jede Woche drei Trainingseinheiten von etwa 60 Minuten fest in Ihren Terminkalender ein, wenn Sie sich häufig gestresst fühlen. Mit Spazierengehen, Wandern, Walken, Radfahren oder Schwimmen bauen Sie Stresshormone ab.

Wichtig
Ihre körperliche Aktivität muss Ihnen Spaß machen. Wenn Sie sich zum Joggen zwingen oder ins Fitnessstudio quälen, bauen Sie zusätzliche Stresssituationen auf.

Atmen Sie Ihren Stress einfach weg

In Stresssituationen fehlt Ihrem Körper oft einfach nur Sauerstoff. Ursache: Durch die Anspannung atmen Sie nur noch flach. Bestimmte Körperhaltungen wie das gekrümmte Sitzen am Schreibtisch oder im Auto verstärken das Problem zusätzlich. Eine gute Hilfe ist dann die so genannte Bauchatmung, mit der Sie Ihrem Körper eine Sauerstoffdusche gönnen.

!

Mit der Bauchatmung können Sie jederzeit und überall Ihren Stress einfach wegatmen.

So leicht ist die Bauchatmung

Die Atemübung können Sie im Sitzen oder Liegen anwenden. Im Idealfall legen Sie sich auf den Rücken und winkeln Ihre Beine so an, dass Ihre Füße fest auf dem Boden stehen: Jetzt führen Sie Ihre Hände auf dem Bauch zusammen, bis sich Ihre Mittelfinger über dem Bauchnabel berühren. Atmen Sie bewusst und langsam ein. Dabei hebt sich der Bauch und Ihre Finger gleiten auseinander. Halten Sie den Atem für eine Sekunde an. Atmen Sie langsam aus, bis sich Ihre Finger wieder berühren. Wiederholen Sie die Übung mehrmals und atmen Sie zum Schluss kräftig aus.

Trinken entlastet Ihren Körper

In Stressbelastungen verliert Ihr Körper durch eine höhere Schweißproduktion und intensivere Atmung vermehrt Flüssigkeit. Dabei meldet sich Ihr Durstgefühl unter dem Einfluss von Stresshormonen oft nicht, sodass Sie das Trinken leicht vergessen. Versuchen Sie, täglich 1½ bis 2 Liter Mineralwasser zu trinken. Wählen Sie dabei ein Mineralwasser aus, das mindestens 100 Milligramm Magnesium pro Liter enthält. Durch Stress verbraucht Ihr Körper nicht nur mehr Magnesium, sondern scheidet den Mineralstoff auch vermehrt aus. Und spülen Sie Ihren Stress auf keinen Fall mit einem Glas Wein oder Bier runter, denn damit verstärken Sie das Problem, da Alkohol unter anderem die Magnesiumausscheidung fördert.

Tipp
Reich an Magnesium sind Vollkornprodukte, Gemüse, Obst, Hülsenfrüchte, Milchprodukte und Nüsse.

Mit diesen Strategien bekommen Sie Ihren Stress in den Griff

1. **Körperliche Bewegung:** Das ist die natürliche Reaktion Ihres Körpers auf das Ausschütten von Stresshormonen. Nichts befreit Ihren Körper besser von Stresshormonen als regelmäßige körperliche Aktivität.

2. **Entspannungsverfahren:** Erlernen Sie die progressive Muskelentspannung oder das autogene Training. Entspannung finden Sie auch beim Yoga, was gleichzeitig ein Krafttraining für Ihren Körper ist.

3. Grenzen ziehen: Machen Sie anderen Menschen klar: „Das geht jetzt nicht."

4. Prioritäten setzen: Trennen Sie das Wichtige von weniger Wichtigem und erledigen Sie das Wichtigste zuerst. Der Rest kann warten!

5. Freiräume für Entspannung und Erholung einplanen: Planen Sie Ihre Entspannungsphasen fest ein, so wie Sie auch Ihre beruflichen Termine planen. In diesen Zeiten schalten Sie Handy und Computer ab, um den Kopf wieder frei zu bekommen.

6. Wieder genießen lernen: Wann haben Sie sich das letzte Mal völlig dem Genuss hingegeben? Ein schönes Buch, ein entspannender Film, eine Shopping-Tour, eine Partie Schach oder ein erholsamer Spaziergang sind Entspannung pur.

Planen Sie Entspannungsphasen fest ein, in denen Sie den Kopf wieder freibekommen.

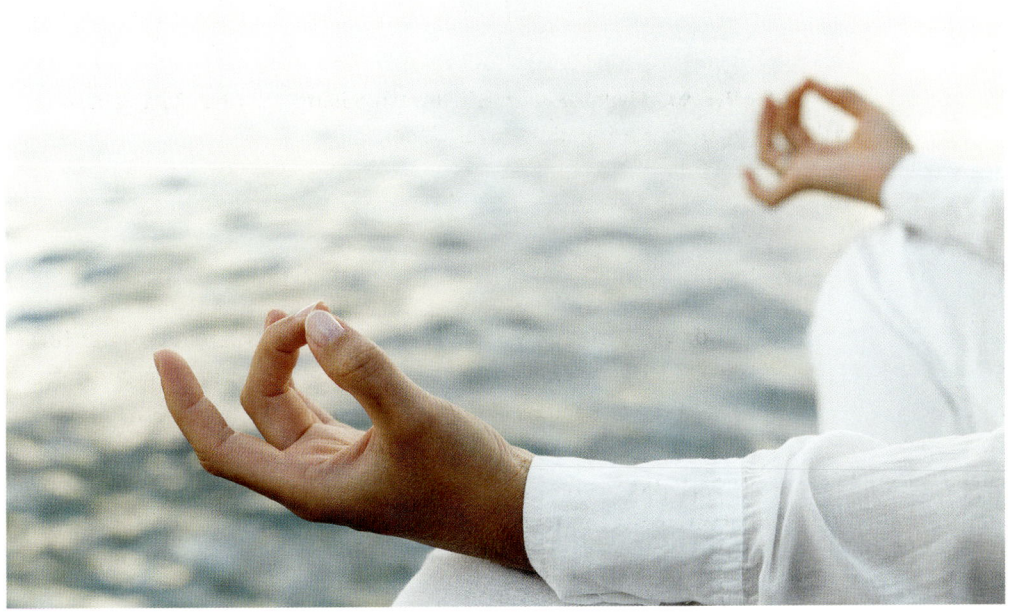

IHRE AUFGABEN FÜR DIESE WOCHE

1 Wie werden Sie zukünftig reagieren, wenn Sie sich gestresst fühlen?

Beispiele:

• Ich mache in der Pause einen Spaziergang.

• Ich gehe abends eine Runde walken.

• Ich praktiziere ein paar Minuten lang die Bauchatmung.

_____

_____

_____

_____

_____

2 Bauen Sie Ihre Anspannung ab heute zeitnah ab: Legen Sie sich einen weichen Wutball zu, mit dem Sie sich abreagieren können. Ein befreiender Schrei oder ein Schlag auf das Lenkrad helfen Ihnen, den Stress beim Autofahren loszuwerden.

3 Erlernen Sie Entspannungsmethoden, wie Yoga, autogenes Training oder progressive Muskelentspannung. Recherchieren Sie dazu im Internet von der Krankenkasse bezuschusste Kurse in Ihrer Nähe und rufen Sie dort an, um einen ersten Termin zu vereinbaren.

REZEPTE

Himbeersorbet

Nährwert pro Portion
93 kcal/390 kJ
5 g Eiweiß
1 g Fett
14 g Kohlenhydrate
7 g Ballaststoffe
0,5 BE

Zutaten für 2 Portionen
250 ml eiskalte Buttermilch
2 TL Zucker
1 TL Inulin
150 g Himbeeren (TK)
Süßstoff nach Belieben

Zubereitung
Buttermilch, Zucker und Inulin in ein hohes Gefäß geben. Einen Teil der gefrorenen Himbeeren zugeben und mit dem Pürierstab pürieren.
Bei laufendem Pürierstab nach und nach die restlichen Himbeeren zugeben. Das Püree nach Belieben mit Süßstoff abschmecken.
Das Sorbet in zwei Dessertschälchen füllen und sofort servieren.
Inulin ist ein wasserlöslicher Ballaststoff, der im Magen und Darm aufquillt. Dies führt zu einem frühzeitigen Sättigungsgefühl und hilft beim Kaloriensparen (erhältlich im Reformhaus oder Bioladen).

Rote Grütze

Nährwert pro Portion
92 kcal/387 kJ
2 g Eiweiß
1 g Fett
18 g Kohlenhydrate
8 g Ballaststoffe
1,5 BE

Zutaten für 4 Portionen
600 g Beeren (frisch oder TK), z. B. Himbeeren, Johannisbeeren, Brombeeren oder Kirschen
100 ml Kirsch- oder Johannisbeernektar
flüssiger Süßstoff
25 g Speisestärke

Zubereitung
Die Früchte waschen, Stiele und Blütenansätze entfernen. Mit dem Fruchtnektar in einem Topf zum Kochen bringen. Bei milder Hitze etwa 3 Minuten garen.
Die Früchte mit einem Pürierstab fein zerkleinern.
Die Stärke mit 2 EL Wasser glatt rühren. Unter das Fruchtmus mischen und unter Rühren aufkochen, bis es etwas eindickt. Die Rote Grütze lauwarm oder kalt mit etwas Milch servieren.

Wichtige Adressen

Bundesministerium für Gesundheit (BMG)
Rochusstraße 1
53123 Bonn
Tel. 030 184410
www.bmg.bund.de

Deutsches Diabetes-Zentrum (DDZ)
Leibniz-Zentrum für Diabetesforschung
an der Heinrich-Heine-Universität
Düsseldorf
Auf'm Hennekamp 65
40225 Düsseldorf
Tel. 0211 33820
www.ddz.uni-duesseldorf.de/index.html

Deutsche Diabetes-Hilfe
Geschäftsstelle
Reinhardtstraße 31
10117 Berlin
Tel. 030 2016770
www.diabetesde.org

www.diabetes-webring.de
Im Diabetes-Webring finden Sie geprüfte
Web-Adressen zum Diabetes.

www.diabetes-deutschland.de/
diabetesspezialisten.html
Hier finden Sie Adressen von Diabetes-
Spezialisten.

Register

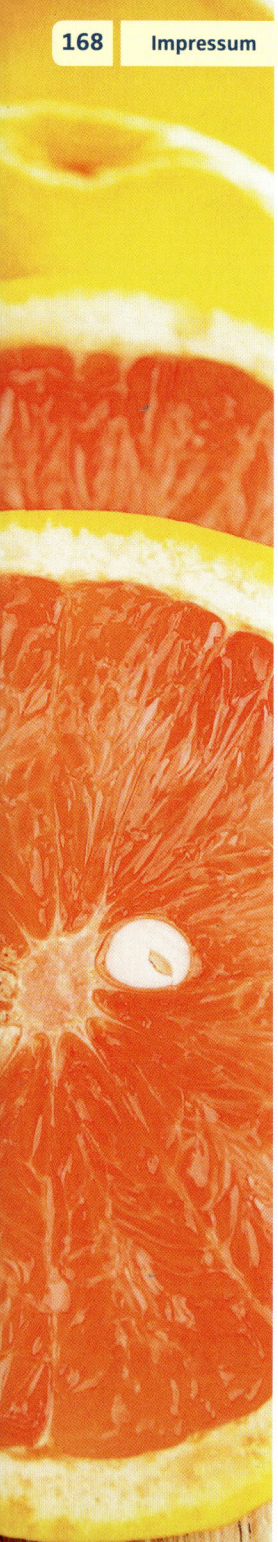

Bibliografische Information der Deutschen Nationalbibliothek
Die Deutsche Nationalbibliothek verzeichnet diese Publikation in der deutschen Nationalbibliografie; detaillierte bibliografische Daten sind im Internet über http://dnb.ddb.de/ abrufbar.

ISBN 978-3-89993-743-5 (Print)
ISBN 978-3-8426-8482-9 (PDF)

Fotos:
Titelfoto: gettyimages
123rf.com: mayamaya: 6/7; Svetlana Kolpakova: 69; Baiba Opule: 98; Olga Miltsova: 139; margouillat: 168
Fotolia.com: B. and E. Dudzinscy: 1; Clint Scholz: 29; Hannes Eichinger: 39; Manfred Dall: 51; WavebreakMediaMicro: 61; Sarsmis: 92; Doris Heinrichs: 106; Cogipix: 109; ostromec: 113; Hannes Eichinger: 115; Laurent Renault: 116; Myra Olislaegers: 121; Inga Nielsen: 129
iStockphoto.com: HandmadePictures: 2, 5; blackred: 14/15; margouillatphotos: 43; Elenathewise: 86; Oliver Hoffmanneyewave: 103; IngaIvanova: 163
MEV: 33, 126

© 2014 Schlütersche Verlagsgesellschaft mbH & Co. KG
Hans-Böckler-Allee 7, 30173 Hannover
www.schluetersche.de

Lektorat: Annette Gillich-Beltz, Essen
Covergestaltung: Kerker + Baum Büro für Gestaltung, Hannover
Innengestaltung: Groothuis, Lohfert, Consorten, Hamburg
Satz: Die Feder Konzeption vor dem Druck GmbH, Wetzlar
Druck und Bindung: Grafisches Centrum Cuno GmbH & Co. KG, Calbe
Hergestellt in Deutschland.